PETER WOHLLEBEN

DAS
GEHEIME BAND

ZWISCHEN MENSCH UND NATUR

PETER WOHLLEBEN

DAS
GEHEIME BAND
ZWISCHEN MENSCH UND NATUR

Erstaunliche Erkenntnisse über die 7 Sinne
des Menschen, den Herzschlag der Bäume und
die Frage, ob Pflanzen ein Bewusstsein haben

LUDWiG

Sollte diese Publikation Links auf Webseiten Dritter enthalten,
so übernehmen wir für deren Inhalte keine Haftung,
da wir uns diese nicht zu eigen machen, sondern lediglich
auf deren Stand zum Zeitpunkt der Erstveröffentlichung verweisen.

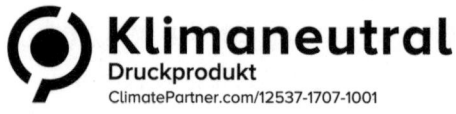

Klimaneutral
Druckprodukt
ClimatePartner.com/12537-1707-1001

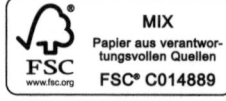

MIX
Papier aus verantwor-
tungsvollen Quellen
FSC® C014889

Verlagsgruppe Random House FSC® N001967

Copyright © 2019 by Ludwig Verlag, München,
in der Verlagsgruppe Random House GmbH,
Neumarkter Straße 28, 81673 München
Redaktion: Angelika Lieke
Umschlaggestaltung: Eisele Grafik-Design, München,
unter Verwendung der Fotos von Ramon Haindl
und Shutterstock/Smileus (Vorderseite)
und Bigstock/DenisNata (Rückseite)
Satz: Leingärtner, Nabburg
Druck und Bindung: Friedrich Pustet, Regensburg
Printed in Germany
ISBN: 978-3-453-28095-3

www.ludwig-verlag.de

Inhalt

Vorwort

Seit einigen Jahren ist in vielen Ländern eine Renaissance des Naturerlebens zu beobachten. So tauchte das Waldbaden als eine Therapieform auf, die es in Japan sogar auf Krankenschein gibt. Gleichzeitig werden weiter rücksichtslos Wälder abgeholzt, wodurch der Klimawandel befeuert wird. In all dieser Widersprüchlichkeit ist es manchmal schwer, zu unserem Platz in der Natur zurückzufinden. Niemand will vorsätzlich die Umwelt zerstören, und dennoch sind wir in unserem konsumorientierten Alltag gefangen.

Schuldzuweisungen und Schwarzseherei sind in diesem Zusammenhang allerdings das Letzte, was hilfreich ist. Der drohende Zeigefinger, der in Richtung Apokalypse weist, die Kipppunkte, nach deren Überschreiten es angeblich keinen Weg mehr zurück in geordnete Klimaverhältnisse gibt, sind Instrumente, die eher an die Inquisition erinnern und weit entfernt von einer so dringend nötigen positiven Motivation sind.

Begleiten Sie mich stattdessen einfach in den Wald, um zu schauen, wie intakt das alte Band zwischen uns und der Natur noch ist. Und es ist noch intakt!

Wir sind keine degenerierten Wesen, die nur mithilfe der modernen Technik noch in der Lage sind, langfristig zu überleben. Lassen Sie sich auf der Reise in die Wälder überraschen, wie gut Ihre Sinne funktionieren! So gibt es zum Beispiel Gerüche, die Sie besser wahrnehmen können als Hunde. Daneben werden wir auf elektrische Phänomene an Bäumen stoßen, die Spinnenhaare zu Berge stehen lassen. Im Grünen gibt es eine gut bestückte Apotheke, aus der sich nicht nur alle

Tiere, sondern auch Sie sich bedienen können. Darüber hinaus umweht Sie ein Kommunikationscocktail, der Ihren Kreislauf und Ihr Immunsystem stärkt.

Viele Menschen nehmen all dies nicht mehr wahr. Doch es sind nicht die verkümmerten Sinne, die uns daran hindern; nein, die sind noch alle vollständig intakt, wie ich Ihnen anhand verschiedener Beispiele beweisen werde. Der Grund liegt vielmehr in einer merkwürdigen Sichtweise durch Philosophie und Naturwissenschaft, die zwischen uns und unseren Mitgeschöpfen unnötige Hürden aufbaut: Hier ist der Mensch, da die Natur; hier wirkt der Verstand, dort ein ausgeklügeltes, vermeintlich fast mechanisches System ohne Seele.

Die Erkenntnis, dass wir immer noch Teil dieses wundervollen Systems sind und nach denselben Regeln funktionieren wie alle anderen Arten, setzt sich aber zum Glück langsam durch. Und erst dann funktioniert Naturschutz: Wenn wir begreifen, dass es dabei nicht nur um die anderen, sondern zuallererst um unsere eigene Art geht.

Warum ist der Wald eigentlich grün?

Es gibt mehr und mehr naturbegeisterte Menschen, die den Wald nicht nur sehen, sondern auch intensiv spüren möchten, mich selbst eingeschlossen. Oft beneiden wir dabei die Tiere um ihre unverfälschten Sinne. Doch wie sieht es eigentlich mit unseren eigenen Sinnen aus? Wozu sind wir nach Jahrhunderten einer Zivilisation, die uns im Alltag der Notwendigkeit einer wachen Aufmerksamkeit der Natur gegenüber beraubt, überhaupt noch fähig?

Wenn man den vielen vergleichenden Berichten über die fantastischen Fähigkeiten von Tieren Glauben schenken darf, dann sind wir eine Art, die außer ihrem scharfen Verstand nicht mehr viel zu bieten hat. Gegen fast jede andere Spezies scheinen wir in Bezug auf die Sinne schlecht abzuschneiden, und fast hat man den Eindruck, wir gefallen uns sogar noch in der Rolle der evolutionären Verlierer. Das Band der Natur zu uns Menschen scheint unwiderruflich gerissen, und wir können nur noch neidisch auf die Fähigkeiten der Tiere schielen.

Dieser Eindruck ist allerdings absolut falsch: Der Mensch ist durchaus in der Lage, mit seiner belebten Umwelt mitzuhalten. Schließlich mussten sich unsere Vorfahren vor gar nicht allzu langer Zeit noch durch die Wälder schlagen und dabei jede mögliche Gefahr oder Beute frühzeitig registrieren. Und weil sich seither unser Bauplan nicht geändert hat, können wir getrost davon ausgehen, dass alle Sinne noch intakt sind. Das Einzige, was vielleicht fehlt, ist etwas Training, und das kann man nachholen.

Widmen wir uns zuerst unseren Augen und hier zunächst

der Frage, wodurch wir überhaupt in der Lage sind, Bäume farbig zu sehen.

Der Anblick grüner Bäume ist entspannend und sogar gesundheitsfördernd, so viel ist gewiss, doch warum sehen wir sie überhaupt grün? Schließlich haben die meisten anderen Säugetierarten diese Fähigkeit nicht. Ihre Welt ist farblich recht beschränkt, wie etwa die der hochintelligenten Delfine: Sie sehen nur schwarz-weiß, da sie in ihren Augen (wie alle Wale, aber auch Robben) nur einen Zapfentyp in der Netzhaut haben. Zapfen sind Zellen, die das Farbsehen ermöglichen. Um jedoch zwischen zwei Farben unterscheiden zu können, braucht es mindestens zwei verschiedene Zapfenarten. Delfine und Co. besitzen paradoxerweise lediglich einen Zapfen für Grün. Das reicht gerade mal zur Unterscheidung verschiedener Helligkeitsstufen, und Delfine sind damit noch nicht einmal in der Lage, blaues Licht zu verarbeiten, das im Meerwasser nicht nur reichlich vorhanden ist, sondern auch besonders tief ins Wasser eindringt.

Unsere vierbeinigen Mitgeschöpfe wie Hunde und Katzen oder Waldtiere wie Rehe, Hirsche oder Wildschweine können schon deutlich mehr als ein Delfin. Bei ihnen gesellen sich zu den grünen auch noch blaue Zapfen, was immerhin schon ein schwaches Farbenspektrum ermöglicht. Allerdings verschmelzen Rot, Gelb und Grün in all ihren Abstufungen zu einer einzigen Farbe. Um Grün sehen zu können, reicht das allerdings immer noch nicht. Dazu bräuchten sie noch rotempfindliche Zapfen – so wie wir und viele Affenarten sie haben. Die Erkenntnis, dass die Farbe Grün beruhigend für die Psyche und unterstützend bei Heilungsprozessen ist, kann bei den meisten Säugetieren also keine Rolle spielen.

Doch warum braucht man grün- und rotempfindliche Zapfen, um Grün zu sehen? Es liegt an der Wellenlänge des Lichts.

Blaue Farbtöne sind kurzwellig, grüne und rote langwellig. »Langwellige« Farbtöne stimulieren also nur die Grünzapfen – egal ob grünes, gelbes oder rotes Licht auf sie trifft. Die Blauzapfen werden gar nicht angeregt. Ein Tier, das nur Zapfen für Blau oder Grün besitzt, kann also streng genommen nur zwischen »Blau« und »nicht Blau« unterscheiden. Erst wenn ein weiterer Zapfentyp hinzukommt, der in einem anderen Bereich des langwelligen Lichts empfindlich ist, kann ein Wald grün werden. Und – o Wunder – wir Menschen besitzen in unserer Netzhaut einen solchen Zapfentyp.[1] Er ist empfindlich für rotes Licht, und erst so können wir klar sagen, ob das Laub der Bäume grün, gelb oder rot ist. Nicht umsonst sind die kleinen LED-Punkte in Ihrem Computer- oder TV-Bildschirm aus winzigen Blau-grün-rot-Zellen zusammengesetzt. Damit lassen sich alle Farben darstellen.

Wälder grün sehen zu können ist also eine echte Besonderheit im Reich der Säugetiere. Doch warum haben ausgerechnet wir Menschen diese Fähigkeit entwickelt? Forscher vermuten, dass es weniger mit der Farbe Grün als vielmehr mit Rot zu tun hat. Rot sind zum Beispiel viele reife Früchte, die sich zwischen den Blättern von Bäumen und Sträuchern befinden. Auf die haben es allerdings nicht nur wir abgesehen, sondern auch viele Vogelarten, die Rot noch viel besser sehen können als wir. Auf diesen Umstand haben die Pflanzen reagiert: So gehen Früchte, die von Säugetieren gefressen werden, mehr ins grünliche Rot, während die Früchte, die für Vögel als Nahrung dienen, intensiv rot gefärbt sind.[2]

Dass wir Rot sehen können, klingt also plausibel. Aber warum finden wir gerade Grün so schön, warum bemerken wir es überhaupt? Verwirrt Sie diese Frage? Denn immerhin besitzen wir in unseren Augen ja Zapfen für Grün; es erscheint also logisch, dass wir es im Wald permanent und bewusst registrieren. Doch das muss nicht so sein, wie das

Beispiel der Farbe Blau zeigt: Unsere Vorfahren haben sie möglicherweise überhaupt nicht bemerkt oder sie für unwichtig erachtet. Lazarus Geiger, ein deutscher Sprachforscher des 19. Jahrhunderts, fand heraus, dass es in vielen alten Sprachen gar kein Wort für Blau gab. Selbst in den Texten Homers, eines geheimnisumwitterten griechischen Dichters, der vermutlich im 8. Jahrhundert vor Christi gelebt hat, war die Farbe des Meers weindunkel; andere Texte späterer Jahrhunderte definierten Blau als Schattierung von Grün. Erst die Entwicklung und der Handel mit blauen Farbstoffen läuteten die Geburt des Begriffs »Blau« ein, seitdem unterscheiden wir es als eigenständige Farbe und nehmen es bewusst wahr.

Sehen wir also manche Farben nur, weil es dafür einen kulturellen Grund gibt? Oder anders ausgedrückt: Können wir Blau nur deshalb sehen, weil es ein Wort dafür gibt? Jules Davidoff, Professor der Psychologie an der Goldsmiths University of London, veröffentlichte dazu ein beeindruckendes Experiment. Er reiste mit seinem Team zu den Himba, einem Stamm in Namibia, der kein Wort für Blau kennt. Dort zeigte er den Probanden auf einem Monitor einen Kreis mit 12 Quadraten. Elf waren grün, eines sehr deutlich blau. Die Himba hatten große Schwierigkeiten, das blaue Quadrat ausfindig zu machen. Nun kam die Gegenprobe. Davidoff zeigte Menschen mit Englisch als Muttersprache ebenfalls einen Kreis mit zwölf Quadraten, diesmal alle in Grün. Nur ein einziges hatte einen winzigen Gelbstich, der auch mir nicht aufgefallen ist. Den Test können Sie übrigens selbst im Internet machen, die Seite ist über die Quellenangabe auffindbar.[3] Die englischsprachigen Teilnehmer hatten erhebliche Probleme, das fragliche Quadrat ausfindig zu machen. Nicht so die Himba. Ihnen fehlt zwar das Wort für Blau, dafür haben sie jedoch wesentlich mehr Wörter für Grün als wir. Dadurch sind sie in der Lage, selbst kleinste Farbunterschiede zu beschreiben, und offenbar erleichterte ihnen diese Fähigkeit auch beim Experiment die sofortige Identifizierung des leicht abweichenden Quadrats.[4]

Auch aus dem europäischen Sprachraum gibt es Hinweise, dass das Farbsehen eng mit der Kultur verknüpft ist. So können etwa Menschen mit Russisch als Muttersprache viel schneller verschiedene Blautöne wahrnehmen, weil im Russischen eine schärfere Trennung zwischen Hellblau und Dunkelblau gemacht wird als in anderen Sprachen. Ein Forscherteam um den New Yorker Psychologen Jonathan Winawer fand heraus, dass Mitarbeiter mit dieser Muttersprache Blautöne besser unterscheiden konnten als ihre englischsprachigen Kollegen.

Leider kenne ich nur Untersuchungen zur Farbe Blau. Doch gerade für mich als Förster ist es natürlich interessant herauszufinden, wie es sich mit der Farbe Grün verhält. Wenn ich aus dem Fenster meines Büros in den Garten des Forsthauses schaue, dann sehe ich unzählige Varianten von Grün. Das bläulich-graue Grün der Flechten an der alten Birke, das gelbliche Grün des winterlichen Grases, das kräftige Blaugrün der Nadeln an den Zweigen der großen Douglasien, das warme gelbgraue Grün der Algenbeläge auf der Rinde junger Buchenstämme – all das subsumiere ich unter Grün.

Gewiss fallen mir Unterschiede zwischen den verschiedenen Pflanzen und Materialien auf, gibt es Farbtöne mit Namen wie Tannengrün, Lindgrün oder Maigrün. Doch im Alltag werden diese Begriffe kaum gebraucht, sondern eher vage Umschreibungen wie Hell- oder Dunkelgrün genutzt.

Andererseits spricht sehr viel dafür, dass unsere Vorfahren schon sehr lange bewusst sämtliche Farbnuancen von Grün und Rot wahrnehmen konnten. Denn wenn, wie bereits geschildert, Rot für unsere Ernährung wegen des Erkennens reifer

Früchte wichtig war, dann sicher auch alle Varianten von Grün bis hin zu Gelb. Wie sonst etwa sollten unsere Ahnen reifes, gelbes Korn bemerken, wie das Verdorren mühsam angelegter Gemüsefelder, deren einst saftiges Grün im Verwelken verblasst, oder auch Früchte, deren Reifegrad ebenfalls der Farbwechsel von Grün (unreif) zu Gelb oder Rot anzeigt? Sogar der noch weiter in die Vergangenheit gerichtete Blick zeigt die Notwendigkeit einer Unterscheidung. Wurde etwa ein Tier bei der Jagd verwundet, dann konnte der Jäger die Spur nur verfolgen, wenn er die roten Blutstropfen im grünen Gras deutlich erkannte.

Die Fähigkeit der Bluterkennung war übrigens auch einer der Gründe, weshalb eine Einstellungsvoraussetzung bei meiner Bewerbung für den Forstdienst – der damals noch automatisch mit der Tätigkeit als Jäger einherging – das vollständige Farbsehen war.

Eine Rot-Grün-Sehschwäche ist genetisch bedingt, wie wir heute wissen, ebenso wie das Sehvermögen für die Farbe Grün. Doch wenn, je nach Kultur, selbst Blau nicht sofort erkannt wird, trotz blausensibler Zapfen im Auge, dann erscheint mir das Erkennen von Grün ebenfalls nicht selbstverständlich.

Wie sehr eine kulturell geprägte Sinneswahrnehmung den Menschen verändert, zeigt sich am deutlichsten in der Schrift. Während Sie in diesen Buchstaben Worte mit einer Bedeutung erkennen, sieht das bei japanischen Schriftzeichen möglicherweise ganz anders aus – da wundert man sich, wie diese Zeichen überhaupt Bilder im Kopf erzeugen können. Ähnliches kennen Sie vom Geschmackssinn. Je nach Kultur gelten Lebensmittel als ekelhaft oder lecker, und um hier Erfahrungen zu machen, müssen Sie gar nicht so weit reisen. So gilt etwa in Schweden vergorener Fisch, *Surströmming*, als Delikatesse. Mich hingegen erinnert der Geruch an frischen

Hundekot, und die meisten Touristen überkommt schon beim Öffnen der ausgebeulten Dosen ein Brechreiz.

Und selbst wenn das bewusste Sehen von Grün nicht kulturell, sondern genetisch bedingt ist, muss das nicht gleichermaßen für die Wirkung auf unsere Psyche gelten. Dass Grün, vor allem beim Anblick von Bäumen, einen Einfluss auf unser Gemüt hat, ist gut erforscht, wie ich später noch näher ausführen werde. Doch ist das Ganze vielleicht nur kulturhistorisch bedingt? Um diese Frage beantworten zu können, wären wohl noch vergleichende Studien nötig, etwa mit Menschen wie den Inuit, die eher selten Grün sehen, ebenso wie die Tuareg, deren Zuhause in der Sahara eher von Brauntönen dominiert ist. Doch solche Studien sind mir aktuell nicht bekannt.

Auch wenn das Thema Farben überaus spannend ist, so ist doch die Schärfe des Gesehenen noch weitaus wichtiger. Und auch dabei spielt nicht nur die Genetik, sondern auch die uns umgebende Natur eine gravierende Rolle. Darüber hinaus fehlt uns wie gesagt manchmal lediglich ein bisschen Training, um unsere Sinne wieder fit zu machen.

Möchten Sie das Tragen einer Brille oder wenigstens die Verschlechterung Ihres Sehvermögens vermeiden? Dann kann Ihnen geholfen werden – zumindest wenn es um Kurzsichtigkeit geht. Ich dachte früher, dass die Neigung dazu angeboren sei und dass die Menschheit irgendwann nur noch aus Brillenträgern bestehen wird. Schließlich hängt heutzutage niemandes Leben mehr davon ab, ob Löwen am Horizont gesichtet werden und wir rechtzeitig davonlaufen können. Ein Aussieben im Sinne der Evolution ist in dieser Hinsicht mangels Gefahr ausgeschaltet; zudem können wir die meisten Einschränkungen durch entsprechende Hilfen ausgleichen.

Entwickeln wir uns also alle zu Brillenträgern? Sicher nicht, denn mittlerweile weiß die Wissenschaft, dass sich unser Auge lediglich an den geringeren Sehabstand anpasst – das haben wir Büchern und Computern zu verdanken. Das Schöne daran ist, dass dieser Vorgang umkehrbar oder doch zumindest aufzuhalten ist. Dazu müssen Sie nur eines machen: hinaus in die Natur gehen. Sobald Ihr Blick in die Ferne schweift, wird das Auge auf Weitsicht trainiert. Umgekehrt ist der häufige Aufenthalt am Schreibtisch, geprägt von schwachem Licht und kurzer Lesedistanz, ganz maßgeblich für die stetige Zunahme der Kurzsichtigkeit. Das legen universitäre Studien nahe, die ostasiatische Kinder in den Fokus genommen haben. Durch die rasante Entwicklung hin zu einer modernen Gesellschaft ist der Wandel in Taiwan besonders gut zu dokumentieren. Dort sind mittlerweile 80 bis 90 Prozent der Schulabgänger auf eine Brille angewiesen, zehn bis 20 Prozent kämpfen mit Sehbehinderungen. Was die Forscher zunächst an genetische Veränderungen denken ließ, ist letztendlich auf den erhöhten Bildungsdruck und den damit einhergehenden Verlust von Frischluftaktivitäten zurückzuführen. Oder anders ausgedrückt: Die Jugendlichen werden durch den Leistungsanspruch zu Stubenhockern und damit zu Brillenträgern.[5]

Auch mich erwischte es im Alter von 16 Jahren, und damals lagen meine Brillenwerte bei −2,5 Dioptrien. Damit war für mich die Welt ab drei Meter Entfernung völlig unscharf. Doch das sollte nicht so bleiben. Im Gegensatz zu den meisten Leidensgenossen verbesserten sich meine Werte ständig und pendelten sich nach einigen Jahren bei −1 Dioptrien ein – knapp über dem Wert, ab dem keine Brille mehr notwendig ist. Schon damals erklärte ich mir die für mich logische Veränderung mit meiner beruflichen Tätigkeit. Mein Tagesablauf sah viel Zeit im Wald vor, in der ich Stämme und Kronen der zu durchforstenden Bestände beurteilen musste, alles auf weite Distanz. Und auch in der Freizeit hielt ich mich viel im Freien auf, reparierte Weidezäune oder sägte Brennholz.

Kurzsichtigkeit ist also keine evolutionäre Anpassung, sondern lediglich eine Gewöhnung und Umformung des Auges auf kurze Distanzen, wie sie zum Lesen notwendig sind. Und das kann der Aufenthalt in der Natur und der freie Blick in die Höhe oder Ferne zumindest in jungen Jahren lindern oder gar verhindern.

Eine andere Art von Training hat nichts mit der Sehstärke zu tun. Kennen Sie das Phänomen, dass Hunde Wildtiere viel eher bemerken als Sie? Das liegt, anders als vermutet, oft nicht am Geruch, den Rehe und Wildschweine verströmen, denn dazu müsste der Wind diesen genau auf die Hunde zuwehen. Nein, es ist meist vielmehr die Bewegung, die unsere Vierbeiner aus den Augenwinkeln registrieren. Unsere Münsterländer-Hündin Maxi konnte das sogar ganz prima aus dem Fenster unseres fahrenden Autos heraus.

Im Laufe meiner Berufsjahre habe ich mir das ebenfalls antrainiert, wenn auch nicht bewusst. Grundsätzlich sind Wildtiere bestens getarnt; nicht umsonst ist das Fell von Rehen und Hirschen braun wie der Waldboden. Doch wenn sie sich bewegen, dann registriere ich das aus dem Augenwinkel und auf große Entfernung. Und damit bin ich nicht allein. Denn unser aller Augen haben eine verblüffende Eigenschaft. Eigentlich ist die Sehkraft am Rand des Sehfelds sehr schlecht, die Auflösung so gering, dass wir dort nichts mehr scharf sehen. Selbst die einfache Unterscheidung von Kreisen, Quadraten und Versuchsobjekten ist nicht mehr möglich, wie Laura Fademrecht und ihr Team vom Max-Planck-Institut für biologische Kybernetik in Tübingen herausfanden. Das alleine wäre noch nichts Sensationelles, doch wenn es darum geht, Menschen wahrzunehmen, erkennt diese Region deutlich mehr. Die Forscher brachten Stabfiguren ins Sichtfeld der Probanden, die verschiedene Bewegungen wie beispielsweise Winken vollführten. Die Teilnehmer erkannten nicht nur diese vereinfachten Gestalten, sondern konnten anhand ihrer Bewegungen auch sofort einschätzen, ob sie aggressiv oder freundlich agierten. Evolutionär gesehen ist das ein wichtiger Vorteil, weil sich nähernde Menschen auf die Art sofort eingeordnet werden können. Die Augenwinkel sind also zur Orientierung draußen in der Natur von großer Bedeutung.[6]

Und diese wichtige Fähigkeit können Sie selbst dort testen, wo vermeintlich die größte Naturferne herrscht: in den Städten. Schließlich sind dort sehr viele Menschen unterwegs, genug Futter also für Ihre Augenwinkel.

Dass unsere Augen noch überaus leistungsfähig sind, ist an sich nichts Überraschendes, selbst wenn ein genauerer wissenschaftlicher Blick Erstaunliches zutage fördert. Doch wie sieht es mit unseren Ohren aus? Unser Hörvermögen gilt gemeinhin im Vergleich zu dem anderer Vertreter des Tierreichs als schwach ausgeprägt, um nicht zu sagen degeneriert. Doch ist das wirklich so?

Gehörtraining in der Natur

Können Sie den Gesang des Wintergoldhähnchens hören? Es zählt mit einem Gewicht von kaum sechs Gramm zu den kleinsten Vögeln Europas und singt so hoch, dass es sich prima als Test für Ihr Hörvermögen eignet. Das leise »sisisi« klingt fast wie ein hohes Fiepen im Ohr, wie es bei vielen Menschen manchmal für wenige Sekunden durch innere Prozesse auftritt. Mit zunehmendem Alter gehen die höheren Frequenzen verloren; die Welt der Vögel verstummt für uns also allmählich.

Ist unser Hörsinn also generell verkümmert? Diesen Eindruck könnte man gewinnen, wenn man die Vergleiche mit tierischen Leistungen betrachtet. So versteigen sich manche Internetseiten zu der Aussage, Hunde könnten höhere Frequenzen bis zu 100 Millionen Mal besser hören als wir.[7] Das ist natürlich stark übertrieben und lässt unsere Ohren als völlig untaugliche Organe erscheinen.

Zu den Fakten: Wir Menschen können Schallwellen mit einer Frequenz von 20 bis 20 000 Hertz hören, Hunde dagegen von 15 bis 50 000 Hertz. Unser Gehör ist damit nicht so extrem viel schlechter, wir können nur ganz einfach oberhalb 20 000 Hertz nichts mehr hören, in einem Bereich also, in dem für Hunde die Welt noch voller Geräusche ist. Wenn schon ein Faktor eingeführt wird, dann erscheint er lediglich in Bezug auf die Lautstärke sinnvoll. Hier sind uns die Hunde allein schon wegen ihrer größeren Ohrmuscheln überlegen. Den Unterschied können Sie leicht mit hinter den Ohren angelegten und nach vorne gewölbten Händen nachvollziehen – das macht sehr viel aus und kommt Ihnen auch bei einem

Waldspaziergang zugute. Denn dann hören Sie selbst auf große Entfernung leisere Vögel oder ein Reh, welches vorsichtig durchs Geäst schlüpft.

Im Zusammenhang mit den Ohrmuscheln hat sich auch eine andere Behauptung als Mythos entpuppt: Hunde und etliche andere Säugetiere hörten besser als wir, weil sie ihre Ohren in Richtung der Geräuschquelle ausrichten könnten – im Gegensatz zu uns. Auf die Ohrmuscheln bezogen stimmt das auf jeden Fall; schließlich können nur geschätzte 10 bis 20 Prozent der Menschen überhaupt derartige Bewegungen ausführen.[8] Diese Bewegungen sind allerdings nur rudimentär und führen nicht dazu, dass die Ohren nach vorne klappen. Neueste Forschungen zeigen jedoch, dass wir uns in der Vergangenheit wohl zu sehr auf Äußerlichkeiten konzentriert haben. Denn Sie und ich können sehr wohl die Ohren je nach Bedarf ausrichten, dieser Prozess findet allerdings im Inneren statt. Dazu brauchen Sie Ihre Augen, wie Kurtis G. Gruters, Neurologe an der Duke University in North Carolina, entdeckte. Er untersuchte 16 Versuchspersonen, die in einem völlig abgedunkelten Raum saßen. So konnten sie sich auf farbige LEDs konzentrieren, denen sie mit ihren Augen folgen sollten. Erstaunlicherweise bewegten sich aber nicht zuerst die Augen, sondern die Trommelfelle, die sich auf den Lichtpunkt ausrichteten. Die Zeitspanne maß nur zehn Millisekunden, bis die Augen folgten.[9] Man könnte also auch sagen, dass Augen und Ohren relativ synchron auf ein Objekt ausgerichtet werden. Entscheidend ist in diesem Fall auch nicht die Zeitdifferenz, sondern die Tatsache, dass überhaupt eine Ausrichtung unseres Hörorgans erfolgt, eine Ausrichtung, die bis dahin völlig unbemerkt geblieben war. Noch überraschender ist, dass die Ohren sich dabei nicht an einer Schallquelle, sondern an dem Objekt orientieren, das die Augen in den Fokus nehmen möchten.

Die Studien von Gruters zeigen sehr deutlich, dass wir in Bezug auf unsere körperlichen Fähigkeiten noch einiges dazulernen können und vor allem, dass selbst unsere vermeintlich schwachen und unbeweglichen Ohren in ihren Möglichkeiten jederzeit für eine Überraschung gut sind.

Analog zu den Augen können Sie auch Ihre Ohren trainieren, zwei Sinne, die, wie gerade beschrieben, untrennbar miteinander verbunden sind. Dazu reicht es, einfach aufmerksam in die Natur zu lauschen und akustisch Ausschau zu halten. Ich mag zum Beispiel den Ruf des Schwarzspechts. Vielleicht liegt es daran, dass ich weiß, dass er alte, dicke Buchen zum Höhlenbau benötigt und mangels geeigneter Bäume selten geworden ist, vielleicht ist es aber auch wegen seiner beeindruckenden Größe und der hübschen knallroten Federhaube. Wie auch immer, ich freue mich bis heute jedes Mal, wenn ich sein fröhliches »krükrükrü« höre. Genau wie das »Krokkrok« der Kolkraben, die noch bis Ende des 20. Jahrhunderts in der Eifel als ausgestorben galten, oder die unverwechselbaren Rufe der Kraniche, die wieder zu Tausenden im Frühjahr und Herbst über unser Forsthaus ziehen.

Da diese Vogelrufe zu meinen absoluten Lieblingsgeräuschen zählen, höre ich sie auch dann noch, wenn sie für viele andere Menschen in den Umgebungsgeräuschen untergehen. Kranichrufe etwa dringen trotz Dreifachverglasung, isolierter Wände und abendlich laufendem Fernseher in mein Bewusstsein. Schnell springe ich dann von der Couch auf und laufe zur Haustür, um draußen die volle Lautstärke zu genießen.

Natur deutlicher akustisch wahrzunehmen sollte für niemand ein Problem sein. Denken Sie an andere Alltagsgeräusche, auf die Sie sich im Laufe der Zeit »eingehört« haben, so etwa das Klingeln des Handys oder die Benachrichtigungstöne beim Eintreffen von WhatsApp-Nachrichten. Ich finde es immer wieder amüsant, die instinktiven Zuckungen bei

Mitreisenden in Bahnhöfen oder Zügen zu beobachten, wenn irgendwo solch ein Ton erklingt, sei er noch so leise. Da die meisten Menschen (mich eingeschlossen) diese nicht individualisiert haben, klingen alle Handys einer Marke gleich.

Wenn Sie Ihr Unterbewusstsein stattdessen auf Naturgeräusche trimmen, können Sie bei vielen unserer tierischen Mitgeschöpfe akustisch locker mithalten.

Der Darm – die verlängerte Nase

Die menschliche Nase scheint draußen in der Natur kaum eingesetzt zu werden. Den Eindruck habe ich zumindest bei so mancher Waldführung gewonnen. Wenn ich die Teilnehmer frage, wie es unter den Buchen oder Eichen riecht, dann müssen sie erst einmal tief durch die Nase Luft holen. Bis zu diesem Zeitpunkt haben sich die meisten von ihnen lediglich mit den Augen orientiert, Waldgerüche können sie erst beschreiben, nachdem sie ganz bewusst einen »Nasenzug« genommen haben.

Ebenso wie die Ohren wird unser Riechorgan im Vergleich mit Tieren, besonders mit Hunden, regelrecht degradiert. Einem Hund etwa werden auch in diesem Bereich unglaubliche Fähigkeiten zugeschrieben. So soll sein Riechpotenzial pauschal eine Million Mal besser sein als unseres.[10] Zudem sollen zehn Prozent des Hundegehirns zuständig für das Riechen sein, während es bei uns nur ein Prozent ist.[11] Eine kleine Anmerkung am Rande: Unser Gehirn ist zehnmal größer als ein Hundegehirn, die Umrechnung in Prozente also irreführend, weil wir absolut gesehen die gleiche Gehirnmasse zum Riechen zur Verfügung haben.

Angesichts solcher Aussagen, die gerne und oft zitiert werden, wundert es mich nicht, warum viele Menschen ihrer Nase eine untergeordnete Rolle beimessen. Doch die Wahrheit liegt wie immer in der Mitte. Natürlich können Hunde vieles deutlich besser erschnuppern als wir. Die entscheidende Frage ist jedoch: Um welche Gerüche handelt es sich dabei? Das untersuchte Matthias Laska, Professor für Zoologie an der Universität von Linköping/Schweden. Dazu testete er bei

15 unterschiedlichen Gerüchen die Schwellenwerte, die ein Hund noch erschnüffeln kann. Diese Schwellenwerte testete er auch mit menschlichen Probanden, und siehe da: Bei immerhin fünf Gerüchen schnitten sie besser ab als die Vierbeiner. Verwunderlich ist das im Nachhinein nicht, denn diese fünf Gerüche stammen aus dem Reich der Pflanzen, zum Beispiel von Früchten.[12] Daran haben Hunde naturgemäß wenig Interesse; sie wollen erschnüffeln, was für ihr Leben eine Bedeutung hat. Und dazu gehören sicher keine Äpfel, Bananen oder Mangos, sondern Rehe, Hirsche oder Wildschweine.

Nicht dass wir uns falsch verstehen: In der Summe hat ein Hund sicher eine sehr viel bessere Nase, weil in seiner Welt das Riechen eine wesentlich größere Bedeutung hat als bei uns Menschen. Wir sind ja auch schon allein aufgrund des aufrechten Gangs benachteiligt; mit der Nase am Boden eine Spur zu verfolgen ist für uns nicht wirklich praktikabel. Aber das müssen wir auch gar nicht. Unsere Nase soll uns ja nicht unbedingt helfen, Beute zu verfolgen, sondern leckere Früchte im Geäst oder auch einen Partner zu finden. Strömt der Duft des anderen Geschlechts an unseren 30 Millionen Riechzellen vorbei, dann macht es manchmal »klick«. Dieses Klick löst bei Frauen zum Beispiel der Duft von Männern mit einem besonders hohen Testosteronspiegel aus. Es kann auch eine starke genetische Abweichung von der eigenen DNA sein, die potenzielle Partner anzieht, allerdings erstaunlicherweise ebenso ein gutes Parfüm! So kann man den eigenen Körpergeruch nicht nur für das Bewusstsein des anderen, sondern sogar für dessen Unterbewusstsein übertünchen und attraktiver machen.[13]

Die Partnerwahl per Nase ist im Reich der Säugetiere ebenfalls weitverbreitet, und selbst hier kommt Parfüm zum Einsatz. Bei Ziegen etwa ist dies gut bekannt. So änderte unser Bock Vito zur Paarungszeit seinen Duft, indem er sich mit seiner Hausmarke einsprühte: dem eigenen Urin. Der konzentrierte sich nach tagelanger Dusche gegen die Vorderbeine und ins Maul so sehr, dass man den Kerl schon auf 100 Meter Entfernung riechen konnte. Die Ziegendamen fanden es attraktiv, wir dagegen eher weniger.

Riechen können wir übrigens nicht nur mit der Nase. Riechrezeptoren gibt es auch in den Bronchien, die sich bei bestimmten Düften weiten. Und selbst der Dünndarm beteiligt sich am Erschnuppern unserer Nahrung. So entdeckten Forscher der Ludwig-Maximilians-Universität München, dass sich in der Darmschleimhaut Rezeptoren für Thymol und Eugenol befinden – den Geruchsstoffen von Thymian und Gewürznelken. Diese Rezeptoren gibt es eigentlich nur in der Nase. Als Reaktion auf diese Stoffe schüttet der Darm Botenstoffe aus und ändert seine Bewegungen. Die Entdeckung ist deswegen so wichtig, weil wir von Natur aus nur einer begrenzten Anzahl von Duftstoffen ausgesetzt sind. Die aktuelle Überflutung mit künstlichen Substanzen in Parfüms, Duftkerzen und Haushaltschemikalien kann also auch unser Wohlbefinden beeinträchtigen und Bauchschmerzen auslösen.

Wenn manche Menschen im Wald wenig bis gar nichts riechen, dann liegt es vielleicht nicht immer an der fehlenden Aufmerksamkeit, sondern manchmal auch an einem teilweise oder gar kompletten Verlust des Riechvermögens. Und der ist gar nicht so selten, wie Dr. Sven Becker, Gastwissenschaftler am HNO-Klinikum der Universität München, dem Bayerischen Rundfunk erzählte. Seiner Schätzung nach haben 20 Prozent der Bevölkerung bereits ein herabgesetztes Riechvermögen, drei bis fünf Prozent haben es sogar vollständig verloren.[14]

Und selbst bei voller Funktionsfähigkeit wird die Nase nie die gleiche Bedeutung für die Erfassung unserer Umwelt erlangen wie die Augen oder die Ohren; schließlich sind letztere

Sinnesorgane viel wichtiger für die Kommunikation. Dennoch ist die Nase weiterhin ein nicht zu unterschätzendes Wahrnehmungsorgan, das in der Natur viel zu wenig eingesetzt wird. Aber das können Sie ja ändern!

Natur schmeckt nicht
immer lecker

Neulich saß ich in einer Talkshow und hatte den Gästen etwas zum Verkosten mitgebracht: Fichten- und Douglasienzweige. Die Fichte als häufigste Baumart Deutschlands ist noch einigermaßen bekannt, die Douglasie hingegen schon weniger. Sie ist eine nordamerikanische Nadelbaumart von der Westküste und wächst dort zu beeindruckenden, uralten Riesen heran. Bei uns wurde sie in den letzten Jahrzehnten vermehrt angebaut, doch darauf lag in der Sendung nicht das Augenmerk. Ich hatte Zweige der Douglasie ausgewählt, weil sie angenehm würzig nach Orangeat schmecken – so meinte ich zumindest. Vertrauensvoll bissen der Schauspieler Axel Prahl und die Kabarettistin Ilka Bessin in die Zweige, um gleich darauf angewidert den Mund zu verziehen: Es schmeckte ihnen gar nicht! Und damit unterscheiden sie sich nicht vom Durchschnitt der Bevölkerung. Die Geschmacksnoten des Waldes sind in erster Linie saure Varianten und bittere mit allen Nuancen dazwischen. Was wir als lecker empfinden, also reife Beeren und Nüsse, ist im Regelfall Mangelware und höchstens wenige Wochen im Jahr verfügbar. Frische Triebe und Blätter im Frühjahr sind sauer, später dann sauer-bitter und zäh. Das Kambium, eine glasklare Schicht unter der Borke, die sich mit dem Taschenmesser abschälen lässt, ist sehr nahrhaft. Es enthält Zucker und andere Kohlenhydrate, schmeckt ein wenig nach Möhren, ist ansonsten aber eher bitter. Und das trifft auf die Nahrung im Wald fast durchgängig zu.

Ich bin mir ziemlich sicher, dass auch in grauer Vorzeit ein Großteil der Mahlzeiten unserer Vorfahren völlig anders geschmeckt hat als heute. Denn unsere Speisen und Getränke haben eine Art Evolution durchlaufen, ähnlich der belebten Umwelt. In den Geschäften überlebt nur das, wonach die Kunden greifen. Also versuchen die Produzenten, ihre Produkte so anzupassen, dass sie unsere Zunge optimal reizen. Ihre Methoden werden immer ausgefeilter und treffen immer genauer. Das ist auch einer der Gründe, warum es uns so schwerfällt, bei bestimmten Lebensmitteln nicht zuzugreifen. Zucker, Salz, Fett, das Ganze angereichert durch weitere Geschmacksverstärker, und schon wird mehr gefuttert, als der Körper braucht. Darüber vergessen wir mehr und mehr, wie natürliche und unbehandelte Nahrung schmeckt. Damit meine ich nicht Gemüse oder Obst, denn auch dieses wurde züchterisch bereits in eine ähnliche Richtung verändert: immer süßer und immer weniger Bitterstoffe. Im Vergleich zum geschmacklichen Reichtum der Natur essen wir mehr oder weniger einen Einheitsbrei. Daraus heben sich nur bestimmte Abweichler hervor, die besonders bitter oder sauer schmecken dürfen, wie etwa Kaffee oder Mixed Pickles.

Glücklicherweise können Sie Ihre Zunge aber nie endgültig verwöhnen oder gar Ihre Geschmackszentren auf der Zunge, die Papillen, abstumpfen lassen. In einer einzigen Papille sitzen 100 Geschmacksknospen, die wiederum jeweils 100 Sinneszellen enthalten. Diese Zellen sind nicht besonders dauerhaft – sie werden alle zehn Tage erneuert.[15] Wird also bei der Nahrungsaufnahme einmal etwas beschädigt – zum Beispiel durch ein zu heißes Getränk –, so regeneriert sich die Zunge relativ schnell wieder.

Bei rund 100 Papillen besitzen wir also 10 000 Geschmacksknospen. Wenn Ihnen das jetzt viel erscheint, dann schauen Sie sich mal eine Pferdezunge an: Dort sitzen nämlich rund 35 000 Geschmacksknospen.[16] Warum Pferde so viele brauchen? Auf einer Wiese gibt es Hunderte Arten von Gräsern und Kräutern, etliche davon giftig. Hinzu kommt, dass Pferde nicht so gut sehen können, was sich unmittelbar vor ihren Lippen befindet – da ist ihr riesiger, lang gezogener Kopf im Weg. Und wer beim Fressen nichts sieht, muss sich auf seine Zunge verlassen. Dazu muss das fragliche Gras aber erst einmal ins Maul gelangen und auch schnell wieder heraus, wenn es nicht das richtige ist. Das beherrschen Pferde perfekt, wie wir bei unseren beiden Stuten immer wieder fasziniert beobachten können. Schmeckt ein Kräutlein nicht, so wird es beim Kauvorgang elegant an den Rand der Mundhöhle und anschließend über die Lippen wieder ins Freie befördert.

Apropos Zunge: Sie ist nicht der einzige Körperteil, mit dem Sie schmecken können. Da kommen wir als Erstes noch einmal auf die Nase zurück. Bis heute sind rund 8 000 flüchtige Substanzen in Lebensmitteln bekannt, die riechbar sind. Dieses Riechen geschieht erstaunlicherweise überwiegend beim Ausatmen, und Ihre Geschmackseindrücke basieren zu drei Vierteln auf Wahrnehmungen der Nase. Das kennen Sie vielleicht von einem Schnupfen: Prompt schmeckt das Essen fade, geht jeder Genuss verloren.

Beim nächsten Waldspaziergang macht es also durchaus Sinn, die Unterschiede von Baumarten nicht nur an der Form der Nadeln und Blätter zu erkunden, sondern wie Ilka Bessin und Axel Prahl einmal in den Zweig einer Fichte zu beißen, um zu schauen, welche Geschmacks- und Duftkomponenten wirklich in den Nadeln stecken.

Wie bereits weiter oben berichtet, ist unsere Suche nach Geschmackssensoren im Mundraum aber noch nicht zu Ende. Wir müssen fast wörtlich bis zum Ende der Nahrungsreise gehen, also in den Darm. Ebenso wie er mitriecht, schmeckt er auch mit, denn er besitzt ebenfalls Sensoren, und zwar solche, die eigentlich nur in der Nase vorkommen. Diese Zellen lassen sich mit Süßstoff nicht so leicht austricksen wie unser Gaumen. Normalerweise bewirkt Zucker, den der Dünndarm registriert, eine Ausschüttung von Hormonen. Diese bewirken für unser Bewusstsein das Signal »satt«. Bei Süßstoffprodukten fällt dieses Signal jedoch ungleich schwächer aus, sodass der Körper mehr Nahrung verlangt. Lightprodukte mit Zuckerersatz sind also allein aus diesem Grund nicht besonders wirkungsvoll, wenn man abnehmen möchte.[17]

Durch die moderne Kosmetik, aber auch durch Waschmittel, Duftkerzen und Ähnliches werden nicht nur unsere Nase und unser Gaumen überflutet, sondern auch unser Darm.[18] Moment. Wer isst schon Kosmetika, Waschmittel und Duftkerzen? Die Antwort ist ganz einfach: Wir müssen all das gar nicht essen, weil es auch über die Haut und die Atemwege in den Darm, aber auch in alle anderen Winkel unseres Körpers gelangt. Und es ist eine regelrechte Armada, die alleine in geschmacklich frisierten Nahrungsmitteln die Rezeptoren überfällt. Nach Angaben des Bundesinstituts für Risikobewertung sind es 2700 (überwiegend künstlich hergestellte) Aromen, die in der Lebensmittelproduktion eingesetzt werden. Das klingt wenig, wenn man es mit den Aromen vergleicht, die in der Natur vorkommen: Bisher wurden an die 10000 entdeckt. Doch die pure Zahl täuscht; im Alltag dürften es nur sehr wenige sein, die unsere Sinne erreichen. Schließlich kosten wir nicht alle Früchte der Welt, sondern nur die unseres heimischen Lebensraums – so war es jedenfalls vor dem globalisierten Handel.

Unser Darm wird also mittlerweile von einer unglaublichen Anzahl ihm unbekannter Aromen überschwemmt, und auch das kann dazu führen, dass er ab und an verrücktspielt und allerlei Beschwerden verursacht – Wahrnehmungen von Aromen führen ja je nach Art, wie bereits ausgeführt, zur Absonderung von Sekreten und zu veränderten Bewegungen. Was all das mit dem Wald zu tun hat? Nun, auf dieses Ökosystem mit seinen Gerüchen und Geschmäckern sind wir eingestellt, mit ihnen sollten wir bestens zurechtkommen. Die künstlichen Zusatzstoffe hingegen belasten unseren Körper unnötig, und deswegen kann es nur guttun, Nase, Gaumen und Darm hin und wieder zu entlasten, indem Sie in den Wald gehen und sich dort eine ganze Weile aufhalten. Alles, was dort auf Ihre Sinne einströmt, ist schließlich exakt die Auswahl, für die unser Körper geschaffen wurde. Wenn Sie dann noch naturbelassene, gering verarbeitete Lebensmittel ohne Zusatzstoffe als Brotzeit mitnehmen, wird das Waldbaden gleich noch besser anschlagen.

Tasten hilft beim Denken

Von den klassischen fünf Sinnen habe ich vier bereits ausführlich gewürdigt. Der fünfte, der nun folgt, ist eigentlich der wichtigste: der Tastsinn. Denkt man ans Tasten, dann kommen den meisten Menschen als Erstes die Finger in den Sinn. Dazu gibt es ein sehr schönes Spiel im Wald, mit dem Sie die Bedeutung körperlich erfahren können. Dieses Spiel eignet sich für Erwachsene und Kinder gleichermaßen. Einer Person werden die Augen verbunden, dann wird sie von einer anderen Person zwischen den Bäumen hindurchgeführt. Als Geführter muss man wirklich Vertrauen haben, wie Sie schnell merken werden – man erwartet jeden Augenblick einen schmerzhaften Zusammenstoß zwischen Kopf und rauem Stamm. Ziel des kurzen Gangs ist ein willkürlich gewählter Baum, den die blinde Person ertasten soll. Das Befühlen soll sehr gründlich erfolgen. Moospolster an den Wurzelausläufern, die Rindenstruktur, kleine Ästchen, der Stammdurchmesser – all das spielt eine Rolle. Anschließend geht es zurück, die Person wird im Kreis gedreht, um die Orientierung zu verlieren, dann wird die Augenbinde wieder abgenommen. Nun wird es spannend: Findet sie den Baum sehend wieder? Meistens klappt das erstaunlich gut, und es wird schnell klar: Unsere Hände übersetzen das Ertastete in Bilder!

Dass es einen direkten Zusammenhang zwischen Tastsinn und Bildern beziehungsweise unseren Augen gibt, wurde wissenschaftlich von einem internationalen Forscherteam im Jahr 2014 untersucht. Das Ergebnis: Immer dann, wenn die Finger der Versuchspersonen etwas ertasteten, machten ihre

Augen für Sekundenbruchteile eine Bewegungspause.[19] Diese winzigen Zeitspannen kann man nicht bewusst wahrnehmen, allerdings reichen die Pausen dem Gehirn offenbar, sich besser zu konzentrieren und das Ertastete zu verarbeiten.

Zum Tasten steht unserem Organismus eine Vielzahl an Sinneszellen zur Verfügung. Bis zu 600 Millionen verbergen sich in der Haut, aber auch in den Muskeln, Sehnen und Gelenken.[20] Sie sind nicht nur notwendig, um die Begrenzungen des eigenen Körpers festzustellen, sondern helfen darüber hinaus bei der geistigen Konzentration. So moniert Martin Grunwald, Leiter des Haptik-Forschungslabors an der Universität Leipzig, dass der Tastsinn in der Psychologie noch viel zu wenig beachtet werde.[21] Um dem abzuhelfen, untersuchte er die spontanen Selbstberührungen des Gesichts. Die macht jeder von uns – Sie vielleicht sogar gerade, während Sie dieses Buch lesen. Diese Bewegungen dienen weder der Kommunikation, noch sind sie uns in den meisten Fällen überhaupt bewusst. Dennoch sind sie keinesfalls nutzlos, wie Grunwald herausfand. Er maß die Hirnaktivität von Testpersonen, während diese versuchten, sich haptische Reize für fünf Minuten zu merken. Dabei störte er sie mit unangenehmen Geräuschen. Und immer dann stieg die Rate der Selbstberührungen sprunghaft an. Kam das Gehirn durch die Geräusche aus dem Tritt, drohte der Merkprozess abzubrechen, dann führte die Selbstberührung wieder dazu, dass die Hirnströme wieder in den richtigen Rhythmus fanden. Anders ausgedrückt: Die Selbstberührungen haben den Geist wieder geerdet.[22]

Sehen, Tasten, Lernen – das ist ein Dreiklang, der in unserer modernen Welt leicht aus dem Tritt kommen kann. Denn je mehr Informationen wir aus unseren Smartphones und dem Fernsehen erhalten, desto weniger wird der Tastsinn genutzt. Welche Folgen das langfristig hat, kann noch nicht abgeschätzt werden, doch es kann sicher nicht schaden, dem bereits jetzt entgegenzusteuern. Und damit meine ich diesmal nicht einen Waldspaziergang, zumindest keinen normalen. Wenn Sie das nächste Mal draußen unterwegs sind, dann berühren Sie doch einfach mal verschiedene Dinge. Die Feder, die am Wegesrand liegt, wartet nur darauf, aufgehoben zu werden. Auch der veralgte, glitschige Stein vermittelt ungewohnte haptische Eindrücke. Falls Sie Sorge haben, mit verschmutzten Händen Ihre Jacke anzufassen, dann nehmen Sie doch einfach ein kleines Moospolster – das reinigt prima, besonders wenn es etwas feucht ist. Und ganz nebenbei können Sie ein weiteres Tasterlebnis verbuchen.

Training für den sechsten Sinn

Neben den bekannten fünf Sinnen – Sehen, Hören, Riechen, Schmecken und Tasten – unterscheiden Wissenschaftler noch weitere Empfindungsmöglichkeiten, so etwa die Fähigkeit mancher Tiere, elektrische Felder zu spüren oder Vulkanausbrüche schon im Vorfeld wahrzunehmen. Auch bei der Tsunami-Katastrophe 2004 in Südostasien gab es zahlreiche Beobachtungen, wie zum Beispiel Büffel panisch ins Inland rannten, woraufhin sich die ortsansässige Bevölkerung ebenfalls in erhöhtem Gelände in Sicherheit brachte und den tödlichen Fluten entkam.[23]

Viel spannender aber noch finde ich die Tatsache, dass auch wir Menschen solche Fähigkeiten besitzen. Denn diese Fähigkeiten vertiefen unseren Kontakt mit der Natur, selbst wenn das manchmal sehr schmerzhaft sein kann. Ein solches Phänomen ist die Wetterfühligkeit. Wird ein Hochdruckgebiet von einem starken Tiefdruckgebiet abgelöst, so bekomme ich manchmal Schmerzen im Kopf und im Zahnfleisch. Das ist sehr unangenehm, geht aber glücklicherweise nach ein paar Stunden wieder vorüber. Diese Wetterfühligkeit teile ich mit 50 Prozent der Bevölkerung – gehören Sie auch dazu? Dann nützt es Ihnen wenig, dass viele Wissenschaftler bis heute skeptisch sind. Die Symptome kann man schließlich nicht wegdiskutieren. Einen grundsätzlichen Einfluss des Wetters bestreitet dagegen kein Forscher, doch dieser akzeptierte Aspekt ist auch banal: Wird es kälter, dann muss Ihr Körper mehr Wärme produzieren, um die Temperatur von knapp 37 Grad aufrechtzuerhalten; wird es warm, dann sorgt Schweiß für ein entsprechendes Abkühlen. Das Ganze ist begleitet von ansteigendem und sinkendem Blutdruck sowie von sich zusammenziehenden und wieder ausdehnenden Gefäßen und kann allein dadurch schon zu Missempfindungen in Organen und Gliedmaßen führen. Doch diese Erklärung greift mir zu kurz. Denn die Wetterfühligkeit gibt es bei mir auch dann, wenn ich den ganzen Tag im Haus bin, die Temperatur mithin gleich bleibt und mein Körper keine Anpassungsarbeit leisten muss. Das Einzige, was sich an solchen Tagen ändert, ist der Luftdruck. Fällt dieser draußen in der freien Natur, dann sinkt er in exakt dem gleichen Maße auch im Haus – schließlich ist dieses nicht luftdicht abgeschlossen. Die Erfahrungen von Millionen Menschen konnten aber bisher wissenschaftlich nicht ergründet werden. Noch nicht.

Die Frage ist, ob diese Definition des sechsten Sinnes überhaupt ausreicht, ob unser Körper nicht noch viel mehr zu bieten hat. So etwa den Körpersinn – das wäre dann Nummer sieben. Haben Sie schon einmal davon gehört? Wenn nicht, ist das nicht überraschend, denn es wird nicht oft von ihm gesprochen, obwohl er zu den entscheidendsten Wahrnehmungen überhaupt gehört. Ein spezielles Organ wird ihm nicht zugeordnet, dennoch spüren Sie ihn. Jetzt. Er sagt Ihnen nämlich, wo Ihr Körper aufhört, ob Sie im Gleichgewicht sitzen, ob das Sofa weich ist und das Buch in Ihren Händen schwer. Letztendlich ist es ein Zusammenspiel vieler Organe und Nervenzellen bis zum Gehirn, das alle Informationen aus- und bewertet. Doch solch ein Körpersinn ist nicht an einen Organismus mit großem zentralen Nervensystem gekoppelt, nein, sogar Pflanzen verfügen darüber. Schließlich gelingt es selbst ihnen, die Schwerkraft zu spüren und tonnenschwere Baumstämme im Gleichgewicht zu halten. Sobald zum Beispiel Buchen merken, dass ihre Krone aus dem Lot gerät, wird auf der betreffenden Seite spezielles Druckholz aufgebaut, das eine weitere Seitenneigung verhindert.

Zusätzlich baut die Buche auf der anderen Seite Zugholz auf, das wie die gespannten Seile eines Zeltes ebenfalls einer weiteren Neigung entgegenwirkt.

Bei uns ist es der Gleichgewichtssinn, der als Teil des Körpersinns uns auch mit geschlossenen Augen nicht umfallen lässt. Umgekehrt können Menschen, denen der Körpersinn beispielsweise durch eine Nervenerkrankung abhandengekommen ist, trotz intakter Augen kein Gleichgewicht halten.

Doch zurück zu unserem Thema. Klassischerweise meint man mit dem sechsten Sinn etwas, was fast übersinnlich oder zumindest mit heutigen wissenschaftlichen Methoden nicht vollständig erklärbar ist. Die bereits besprochene Wetterfühligkeit gehört dazu, es gibt aber noch mehr, wie die Fähigkeit, drohende Gefahren vorherzusehen. Das würde man normalerweise ins Reich der Esoterik verweisen, dennoch haben Wissenschaftler von der Washington University in St. Louis versucht herauszufinden, ob nicht doch etwas Wahres daran ist. Es geht um das plötzlich auftretende unbestimmte Gefühl, dass etwas nicht stimmt. Der Körper schaltet auf Alarm, und im besten Fall gelingt es der Person, die Bedrohung auch bewusst wahrzunehmen und sich in Sicherheit zu bringen. Es kann aber auch etwas Banaleres sein, wie das Gefühl, dass Sie von hinten angestarrt werden – Sie drehen sich um und sehen, dass Sie tatsächlich von jemandem betrachtet werden. Entscheidend ist die Frage, woher dieses unbestimmte Gefühl kommt.

Um dem Geheimnis auf die Spur zu kommen, ersannen die Forscher einen Test. Die Versuchspersonen saßen vor einem Bildschirm, auf dem Striche in Blau oder Weiß erschienen. Anschließend verwandelten diese sich in Pfeile, die je nach angezeigter Richtung das Drücken eines von zwei Knöpfen verlangten. Manchmal wechselte der Pfeil in Sekundenbruchteilen vor der geforderten Eingabe noch einmal die Richtung, und zwar so spät, dass ein Umentscheiden nicht mehr möglich war. Klingt verwirrend? Das sollte es auch sein; ein Muster war den Probanden nicht bewusst. Doch die Anfangsfarbe des auftauchenden Strichs war maßgeblich dafür, ob so ein rascher Wechsel bevorstand. Das merkte offenbar das Unterbewusstsein der Teilnehmer. Nach einer Reihe von Versuchen konnten einige Probanden unbewusst vorhersagen, in welche Richtung der Pfeil zeigen würde.

Bei der ganzen Aktion wurden die Gehirnströme gemessen, und siehe da, eine Region war besonders aktiv: der anteriore cinguläre Cortex, kurz ACC. Richtig erforscht ist dieser Teil unseres Gehirns noch nicht, fest steht jedoch auch dank dieser Forschungsergebnisse, dass hier subtile unbewusste Hinweise aus der Umwelt ins Bewusstsein übersetzt und mit Emotionen verknüpft werden.[24]

Unser sechster Sinn sitzt also hinter der Stirn und verarbeitet dort fleißig allerlei Umweltinformationen. Während Sie diese Zeilen lesen, registriert Ihr Gehirn die Raumtemperatur, Umgebungsgeräusche und Gerüche. Das dringt beim Lesen nicht in Ihr Bewusstsein, weil es nur ablenken würde. Doch sobald Ihre ACC-Region aus dem Mix an Sinneseindrücken ableitet, dass eine Handlung dringend notwendig wird, zieht es Ihre Aufmerksamkeit von Ihrer Lektüre ab, indem es Ihnen ein ungutes Gefühl verursacht. Ihr sechster Sinn erreicht dann Ihr Bewusstsein, und Sie können sich oft nicht erklären, warum Sie reagieren – die Signale aus der Umwelt haben Sie ja nicht bewusst wahrgenommen und nehmen sie auch anschließend oft nicht wahr.

Der sechste Sinn darf also im Wortsinne als körperlich vorhanden gelten, und in Bezug auf die Natur ist er ebenfalls noch vollständig intakt. Wichtig ist nur, ihn dort auch zu trainieren. Der ACC kann keine Wunder vollbringen, er kann nur das bewerten, was er kennt. Welche Waldgeräusche, welche

Windstärken oder welche Bodenstrukturen Gefahren anzeigen, lernt unser Gehirn nur durch viel Erfahrung und Routine.

Apropos Routine: Die bekommen Sie nur, Sie ahnen es schon, wenn Sie möglichst viel im Wald unterwegs sind. Doch bei einsamen Waldspaziergängen bekommen es viele Menschen mit der Angst zu tun. Ist es im Wald nicht ziemlich gefährlich, wenn man dort alleine unterwegs ist?

Das Wildschwein – der Weiße Hai des Waldes

Haben Sie den Film »Der weiße Hai« gesehen? Ich leider mehr als einmal, und das bereue ich schon seit Jahren. Denn dadurch ist mir das Schwimmen im Meer verleidet worden. Ich weiß, dass Haie kaum gefährlich sind – auf 738 Millionen Strandbesuche kommt ein Angriff.[25] Und obwohl es zudem immer weniger dieser bedrohten Fische gibt, schwimmt die Angst vor den Tieren immer an meiner Seite mit. Wenn viele andere Leute im Wasser sind, dann geht es einigermaßen, doch alleine ist bei einer Wassertiefe von einem Meter bei mir Schluss. Da kann der Verstand noch so sehr die Fakten zitieren; meine Emotionen verweigern den Gehorsam.

Was der »Weiße Hai« für den Umgang mit großen Raubfischen angerichtet hat, das erledigen subtile Botschaften von Lobbyisten und überbesorgten Institutionen täglich auch bei allen möglichen anderen Arten. Womit soll ich anfangen? Da wäre zum Beispiel der Fuchsbandwurm. Immer wieder wird davor gewarnt, Beeren unterhalb Kniehöhe direkt nach dem Pflücken zu verzehren, weil dort die staubfeinen Eier anhaften könnten. Doch diese vermeintliche Gefahr existiert in dieser Form nicht. Ein befallener Fuchs scheidet die Eier mit dem Kot aus. Wenn Mäuse diese Eier aufnehmen, entwickeln sich in ihren inneren Organen Blasen mit Larven. Die kleinen Nager werden dadurch langsamer, und der Fuchs kann sie besonders leicht fangen. Er frisst die Maus, die Larven werden in seinem Verdauungstrakt freigesetzt, und der Kreis schließt sich. Wenn der Mensch anstelle der Maus auftritt, also Eier verschluckt, wird er krank und muss behandelt werden. Doch wer isst schon Fuchskot oder streichelt verkotete Füchse?

Die Hauptinfektionsquelle ist ganz woanders zu suchen – nämlich im eigenen Heim. Haustiere wie Katzen und Hunde, die Mäuse fangen und nicht regelmäßig entwurmt werden, können über ihr Fell Eier auf die Besitzer übertragen. Das Genießen von Walderdbeeren in der Natur ist demnach völlig harmlos, die eigenen Tiere je nach Entwurmungsgrad dagegen nicht.

Ein anderes Thema sind Wildschweine. Sie sind grundsätzlich völlig harmlos. Gefährlich werden sie nur in zwei Situationen: Wenn sie sich in Innenstädten verirren und panisch alles, auch Passanten, umrennen, und wenn sie angeschossen und schwer verletzt sind. Laufen Jäger im letzteren Fall ihrer Beute nach, um sie endgültig zur Strecke zu bringen, so können die in die Enge getriebenen Todeskandidaten eine letzte Attacke versuchen.

Beides betrifft Spaziergänger nicht. Dennoch kursiert noch immer das Märchen von der Bache mit ihren Frischlingen. Trifft man auf solche Familien, dann soll das Risiko bestehen, dass das Muttertier angreift. Das ist Quatsch. Denn Erstens sind Wildschweine scheu, laufen also weg, lange bevor Sie sie überhaupt sehen. Und dort, wo sie zahm geworden sind, also in und um die großen Städte, da passiert in solchen Situationen ebenfalls nichts. Dennoch scheint im Wald hinter jedem Strauch eine solche Gefahr zu lauern, vor allem, wenn man allein unterwegs ist. Doch die Gefahr lauert nur in der Fantasie.

Zwischen Ängsten und Allergien gibt es auffällige Parallelen. Allergien entstehen, weil wir die meisten Gefahren für unser Immunsystem beseitigt haben. Medikamente wie Antibiotika und vor allem die extreme Hygiene verhindern in vielen

Fällen, dass sich unser Körper mit kleinsten Angreifern wie Viren, Bakterien oder Würmern bzw. deren Eiweißstrukturen auseinandersetzen muss. Dennoch muss unser System in ständiger Abwehrbereitschaft bleiben. Und da es häufig nichts zu tun gibt, beginnt es, sich mit anderen Fremdkörpern zu beschäftigen. Pollen von Gräsern oder Bäumen führen dann zu heftigen Allergieschüben – sie bestehen ja auch großenteils aus Eiweiß. Die Konzentration der Birkenpollen, einer Baumart mit besonders hohem Allergiepotenzial, nimmt über die Jahre laufend zu. Grund ist nicht nur die trotz der Warnung von Fachärzten weiterhin erfolgende Anpflanzung in Städten, nein, es ist auch die besondere Ausbreitungsfähigkeit der Birke. Sie ist eine Pionierart, das heißt, sie siedelt sich auf Brachflächen als eine der ersten an. Und Brachflächen gibt es in Hülle und Fülle. Das können Bahndämme sein, Randbezirke von Industriegebieten, Inseln in Autobahndreiecken, aber auch abbruchreife Häuser, auf deren Dächern sie trotz Mangel an Boden ihr Dasein fristen. Hinzu kommt der Wind. Er verbreitet die staubfeinen Pollen über viele Kilometer.

Wie weit sie verweht werden können, ist am Beispiel eines Krauts, der Ambrosia, gut belegt. Diese extrem allergisch wirkende Pflanze, schon im 19. Jahrhundert aus Nordamerika eingeschleppt, wächst oft in Sonnenblumenfeldern. Achten Sie deshalb beim Kauf von Vogelfutter darauf, dass ein Hinweis auf Ambrosiafreiheit abgedruckt ist. Ansonsten sind die Sonnenblumenkerne nicht aufwendig gesiebt worden, und rund um Ihr Vogelhäuschen sprießt im nächsten Frühjahr das auch »beifußblättriges Traubenkraut« genannte Gewächs. Größere Bestände davon existieren beispielsweise in Ungarn, und von dort wehen bei entsprechender Wetterlage solch große Mengen Pollen selbst bis nach Deutschland, wo sie Anlass zu Vorwarnungen geben.

Baumpollen können ähnlich weit fliegen. In Jahren, in denen besonders viele Arten blühen, staubt es so gewaltig aus den Wäldern, dass die Landschaft wie nebelverhangen wirkt. Die weite Reise mit dem Wind dient den Bäumen zur Verhinderung von Inzucht. Pollen sind in der Frühjahrsluft also etwas völlig Normales, Allergien gegen sie allerdings eher etwas Neues. Wendet sich unser Körper mangels Auseinandersetzung mit anderen Gefahren also allmählich gegen unser ursprüngliches Zuhause?

Und was ist mit dem Geist? Dort lässt sich tatsächlich Ähnliches wie bei den Allergien beobachten.

In grauer Vorzeit bis ins 19. Jahrhundert hinein konnte ein Waldspaziergang tatsächlich gefährlich werden. Allerdings weniger wegen der Raubtiere als vielmehr wegen der menschlichen Artgenossen. An den Verbindungswegen lauerten Räuberbanden, wie in meiner Eifel-Heimat noch aus den 1870er-Jahren berichtet wurde. Sie überfielen Planwagen mit Lebensmitteln, die das reiche Köln der hungernden Landbevölkerung schickte.

Aber natürlich gab es auch Wölfe, die vor allem das Vieh bedrohten und deshalb als unmittelbare Lebensgefahr angesehen wurden – wer konnte schon ohne die Milchspender und Zugtiere überleben? Von direkten Übergriffen auf Menschen wurde zwar selbst damals nicht allzu häufig berichtet, sie setzten sich aber in Form von Märchen in der Seele der Menschen fest.

Und heute? Wälder sind zu extrem sicheren Orten geworden. Räuberbanden gibt es nicht mehr, Tierangriffe sind (von Haushunden und vereinzelten Kühen bei einer Weideüberquerung einmal abgesehen) kaum noch vorstellbar. Giftschlangen sind Mangelware, ebenso entsprechende Insekten. Wovor sollte man also Angst haben? Und dennoch gibt es viele Menschen, die genau diese Angst empfinden, wenn sie alleine im Wald unterwegs sind. Probieren Sie es einmal aus.

Und wenn Sie es tagsüber nicht spüren, wie wäre es dann mit einem nächtlichen Waldspaziergang? Im Dunkeln schlagen unsere Instinkte besonders gnadenlos zu und machen jeden Versuch des Verstands, die Harmlosigkeit der Situation zu beschwören, zunichte. Ich gebe zu: Selbst mich befällt ab und an eine leise, ganz leise Angst, die im Hintergrund aufzusteigen versucht, es aber aufgrund hundertfacher Erfahrung zum Glück nicht mehr schafft, mich zu packen.

Machen Sie es also analog zu einer Desensibilisierung bei Allergien: Waldspaziergänge bei Nacht, fein dosiert durch kurze Dauer, bauen Ängste ab und trainieren zugleich all die Sinne, die tagsüber zu kurz kommen.

Wir sind besser, als wir glauben

Mir war es auf den letzten Seiten wichtig zu zeigen, dass unsere Wahrnehmungsfähigkeiten keineswegs degeneriert sind. Die Fähigkeiten unserer Sinne stehen denen vieler Tiere in nichts nach, sie sind lediglich – wie bei allen Arten – hinsichtlich unserer speziellen Bedürfnisse perfektioniert. So gesehen sind wir Menschen eine ganz normale Tierart. Warum setzen wir uns diesbezüglich trotzdem ständig herab, warum vergleichen wir uns immer nur mit Arten, die etwas besser können, anstatt mit solchen, denen wir einiges voraushaben?

Ich denke, es ist die tiefe Sehnsucht vieler Naturliebhaber, nicht die Herrscher dieses Planeten sein zu wollen. Die täglichen Meldungen über Umweltzerstörungen, die apokalyptischen Ankündigungen zum Klimawandel lassen uns als so brutal überlegen gegenüber jeglicher Mitkreatur erscheinen, dass die Verbindung, die Gemeinsamkeit mit allen anderen Bewohnern unseres Ökosystems abgerissen sein muss. Das schmerzt, und nicht nur wegen der Auswirkungen auf die Natur.

Wenn es wirklich so wäre, dann lebten wir als einzige vernünftige Spezies auf einem Planeten der dummen und hilflosen Wesen. Wesen, von denen wir tagtäglich umgeben sind. Hunde und Katzen, Vögel und Eichhörnchen, Schmetterlinge und Fliegen – alle weniger intelligent und damit zur Unterdrückung oder gar Ausrottung durch uns verurteilt. Allein der Eindruck schafft ein Gefühl der Ausgrenzung.

Keine Frage, es gibt Arten, die sich besonders auf bestimmte Wahrnehmungen spezialisiert haben. Greifvögel etwa können mit ihren Augen Details bis zu viermal besser auflösen als wir. Dadurch können sie beispielsweise Mäuse noch aus mehreren Kilometern Höhe ausmachen. Manche Arten wie Geier oder Falken haben sogar eine Art eingebautes Fernglas, das einen Teil ihres Blickfelds vergrößern kann und so eine noch bessere Fernsicht ermöglicht.[26]

Haie haben einen unglaublichen Geruchssinn. Sie können Fischblut noch in einer Verdünnung von 1:10 Milliarden riechen. Nebenbei erwähnt sei: Das klappt nicht bei menschlichem Blut, allen Unkenrufen zum Trotz. Wir gehören nicht in ihr Beutespektrum und sind ihnen daher in den allermeisten Fällen völlig gleichgültig.

Letztendlich findet man besondere Leistungen bei allen Arten. Jede hat exakt die Fähigkeiten, die sie braucht, um in ihrer ökologischen Nische zu überleben. Hunde, um zu unserem Anfangsvergleich zurückzukommen, brauchen eine gute Nase, die ihnen ihre wölfischen Ahnen mitgegeben haben, um Beutetiere aufzuspüren. Die Fähigkeiten von Augen und Zunge sind in ihrer Welt nicht ganz so ausgefeilt nötig wie bei uns, dafür umso mehr die der Ohren. Sie sind perfekt auf ihren Lebensraum angepasst, genau wie wir auf unseren. Auch deshalb ist ein Vergleich nicht sinnvoll, denn so betrachtet gibt es kein Besser oder Schlechter.

Unsere Sinne funktionieren immer noch wie bei unseren Ahnen vor Jahrtausenden vollständig und lassen uns aufmerksam unsere Umwelt wahrnehmen. Diese Umwelt besteht nicht etwa primär aus Schreibtisch, Couch und Fast-Food-Restaurant, sondern aus Wald und Savanne – zumindest sollte es bis heute so sein. Für die beiden Letzteren sind wir perfekt ausgerüstet, können jederzeit (nach ein paar Wochen Training) mit wilden Geschöpfen mithalten.

Wir sind nach wie vor Teil einer großen Gemeinschaft, ausgestattet mit hervorragenden Sinnesorganen, die es uns ermöglichen, unseren eigentlichen Lebensraum vollständig zu erfassen und auszukosten. Sinne, die uns auch die anderen Arten in ihren ganzen Fähigkeiten bemerken lassen und somit Empathie und Rücksichtnahme verstärken. Das Band zur Natur ist und war nie zerrissen; wir haben es nur eine Zeit lang ignoriert. Und mit dem Gefühl, voll und ganz dazuzugehören, erscheinen Umweltschutzmaßnahmen in einem ganz anderen Licht.

Wir müssen nicht die Natur da draußen schützen, müssen nicht verzichten, bloß um vermeintlich unbedeutende Käfer oder Vogelarten vor dem Aussterben zu bewahren. Nein, mit jeder Maßnahme, die das Ökosystem Erde bewahren hilft, bewahren wir gleichzeitig uns und unsere Lebensqualität, ganz einfach deshalb, weil wir ein vollständiger Teil des Ganzen sind. Naturschutz ist und darf also im besten Wortsinne vor allem eines sein: Selbstfürsorge pur.

Auf Tuchfühlung mit Bäumen

Warum kann man mit Bäumen eigentlich nicht kommunizieren wie beispielsweise mit Elefanten? Ich vergleiche die beiden Wesen gerne miteinander, weil sie vieles gemeinsam haben. Beide leben in Sozialverbänden, kümmern sich um ihren Nachwuchs, aber auch um die Alten. Das sprichwörtliche lange Elefantengedächtnis findet sich ebenso bei Bäumen, genau wie eine Sprache, die uns auf den ersten Blick unverständlich erscheint: Bäume kommunizieren unter anderem durch Wurzelverbindungen, Elefanten im Infraschallbereich, also unterhalb des für den Menschen hörbaren Bereiches, mittels ihrer Füße – und das über Kilometer hinweg. Und beide Wesen lösen in uns Bewunderung und das Verlangen aus, mit ihnen in Kontakt zu treten. Eine Berührung der rauen Haut beider Geschöpfe verursacht Wohlbefinden in uns, und noch schöner wäre es, wenn eine Reaktion erfolgte.

Doch in diesem Punkt unterscheiden sich Elefant und Baum: Das Tier zeigt uns, was es mag, nimmt seinerseits gezielt Tuchfühlung über den Rüssel auf, kommuniziert also nonverbal mit uns. Und genau das wünschen sich viele Naturliebhaber auch von den Bäumen. Doch das kleine Männchen in meinem Kopf mit seiner konservativ-wissenschaftlichen Vorbildung schreit sofort: »Nein! Das ist pure Esoterik!« Andererseits bin ich ein sehr neugieriger Mensch, und wenn ich mir anschaue, was sich alles im Bereich der Naturwissenschaft, etwa der Quantenphysik, getan hat, dann möchte ich mir das Ganze erst mal genauer ansehen, bevor ich etwas als unmöglich ablehne. Und was es bei

Bäumen zu entdecken gibt, lässt mein kleines Männchen ab und zu verstummen.

Können Menschen mit Bäumen kommunizieren? Um diese Frage beantworten zu können, ist es wichtig, den Begriff »Kommunikation« zuerst etwas genauer zu betrachten. Darunter ist der Austausch von Informationen zu verstehen und zwar gegenseitig. Es genügt also nicht, dass wir im Falle der Bäume bewusst oder unbewusst deren Duftkommunikation untereinander mit unserer Nase gewissermaßen belauschen, obwohl dabei sogar körperliche Reaktionen auftreten. Nein, dazu gehört auch, dass der Baum auf unsere Signale reagiert. So etwas auch nur in den Bereich des Möglichen zu rücken habe ich in der Vergangenheit kategorisch abgelehnt.

Ich bin weder religiös noch esoterisch veranlagt. Vielleicht resultiert das aus den Pflichtbesuchen der sonntäglichen Gottesdienste in meiner Kindheit. Ich empfand die Predigten und die stets gleichen Abläufe als monoton und langweilig. Die Zeit vertrieb ich mir mit seltsamen Spielen, wie etwa dem Zusammenkneifen der Augen während des Schauens in die Deckenleuchter. Das ergab kaleidoskopartige Lichtreflexe – nicht eben das, was meine Eltern mir mit diesen Besuchen näherzubringen gedachten. Im Gymnasium sog ich daher alles Wissenschaftliche gierig auf, erschien es mir doch als einzig logische Form, die Welt zu verstehen. Und so ist es bis heute geblieben, obwohl ich weiß, dass wissenschaftliche Fakten in vielen Fällen auch nur die derzeit wahrscheinlichste Erklärung für Abläufe in der Natur sind. Revisionen dieser Ansichten gehören zum Tagesgeschäft und relativieren viele Aussagen.

Ich wünsche mir häufig, an höhere Mächte glauben zu können, denn diese Fähigkeit empfinde ich als emotional bereichernd und sicher auch beruhigend. Allein, es will mir nicht gelingen, und deswegen bringe ich allen fantastisch klingenden Erlebnissen von Laien eine gehörige Portion Skepsis entgegen. Ich weiß, das klingt merkwürdig für jemanden, der über Gefühle und sogar eine Sprache der Bäume schreibt, aber diese Dinge sind eben konservativ wissenschaftlicher Konsens.

Betrachten wir die Baumkommunikation also einmal mit den Instrumenten der modernen Wissenschaft. Bäume dünsten chemische Verbindungen aus, die unser Unterbewusstsein wahrnimmt und durch Veränderungen im Blutdruck beantwortet. Diese Antwort wiederum bemerkt der Baum nicht – schließlich haben wir keinen Kontakt zu ihm. Und selbst wenn Sie ihn umarmen und wir von elektrischen Feldern reden, die sich gegenseitig beeinflussen können (denn auch Pflanzen funktionieren ja in der Reizleitung ebenfalls teilweise elektrisch), dann bliebe noch immer eine große Hürde: die Zeit. Bäume sind ja bekanntlich entsetzlich langsam. Multiplizieren Sie Ihre zeitlichen Aktionen am Baum also mit dem Faktor von 10 000, um herauszufinden, wann Sie mit einer Antwort rechnen dürften.

Wenn elektrische Signale mit maximal einem Zentimeter pro Sekunde laufen und Sie die Rinde umarmen, dann könnte doch von dort sofort eine Antwort kommen. Nun ja, das wäre so, wenn der Impuls genau dort verarbeitet würde. Doch das wissen wir nicht. Bestimmte Dinge werden in den Wurzeln geregelt, so etwa, wie viel Wasser die Blätter verbrauchen dürfen. Und von der Krone zu den Wurzeln und wieder zurück in die Krone (oder zu Ihren Händen) ist es je nach Baumart ein sehr weiter Weg. Wir berühren hier eine der zentralen Fragen nach dem Wesen des Baums. Er speichert Erinnerungen, reagiert auf Angriffe, gibt Zuckerlösung an seinen Nachwuchs weiter, möglicherweise sogar Erinnerungen. All diese Fähigkeiten lassen an die Notwendigkeit eines vorhandenen Gehirns denken. Doch genau dies wurde bisher nicht gefunden. Viele Bestandteile eines Baums sind gar nicht mehr aktiv, wie beispielsweise ein Großteil des Stamms. Das gesamte Innere mit Ausnahme der äußeren Jahresringe ist stillgelegt, man könnte auch sagen: tot. Da passiert gar nichts mehr, abgesehen von ein paar rein physikalischen Reaktionen, wie Sie sie auch von verbautem Holz kennen. Quellen und Schrumpfen bei Durchfeuchtung oder Trocknung sind ein paar dieser Dinge, ebenso wie die Pilzabwehr durch früher eingelagerte Gerbstoffe, die wie eine Art Imprägnierung funktionieren.

In den äußeren Jahresringen befinden sich die Wasserleitungen des Baums. Dort ist es deswegen besonders feucht, ja sogar nass, was nebenbei den Vorteil hat, dass hier die meisten Pilzarten nicht wachsen können. Pilze mögen es zwar feucht, aber sie können (von wenigen Ausnahmen abgesehen) auch ertrinken. Und da viele Arten dem Baum das Leben schwer machen wollen, ist es praktisch, dass außen am Stamm eine Zone verläuft, die die meisten dieser Angreifer abwehrt. Doch zurück zum Gehirn. Selbst in den äußeren Stammpartien sind die Zellen verholzt. Die Vermutung, hier würden wesentliche Informationen verarbeitet, dürfen wir getrost verwerfen.

Ich benutze absichtlich immer wieder den Begriff »Gehirn« in diesem Zusammenhang. Und zwar deshalb, weil ich davon überzeugt bin, dass qualitativ hochwertige Kommunikation ein Bewusstsein voraussetzt. Ansonsten wäre jeder Computer ein guter Kommunikator, denn selbst ein noch so billiges elektronisches Gerät ist ja inzwischen in der Lage, eine Antwort auf Ihre Impulse zu generieren. Es stellt sich also die Frage, ob Pflanzen generell so etwas wie ein Bewusstsein besitzen. Und dieser Frage näherte sich jüngst Professor František Baluška von der Universität Bonn. Er vertritt schon lange die Meinung, dass Pflanzen intelligent sind. Sie können

Informationen verarbeiten und Entscheidungen treffen. Doch ein Bewusstsein spielt in noch einer ganz anderen Liga. Könnte man dies bei Pflanzen nachweisen, so müssten wir unseren Umgang mit ihnen grundlegend ändern – stünden wir doch mit der konventionellen Landwirtschaft vor ähnlichen Problemen wie mit der Massentierhaltung.

František Baluška kam der Antwort zusammen mit anderen internationalen Kollegen wie Stefano Mancuso aus Florenz ein wenig näher. Dazu betäubten sie besonders bewegliches Grünzeug wie Venusfliegenfallen. Diese Pflanzen fangen ihre Beute mittels eines Klappmechanismus. Sobald die Insekten die Tasthaare auf den Blattinnenseiten berühren, schließt sich blitzartig ein Fangkorb und verdaut anschließend die Beute. Die Betäubungsmittel, darunter auch solche, die beim Menschen zum Einsatz kommen, ließen die elektrischen Aktivitäten der Pflanzen erlahmen, sodass die Fliegenfallen nicht mehr auf Reize reagierten. Ähnlich verhielten sich betäubte Erbsen. Anstatt sich, wie gewohnt, mit ihren Ranken langsam suchend durch die Umgebung zu tasten, stoppten sie ihre Bewegungen und drehten die Ranken zu Spiralen. Nachdem das Narkosemittel abgebaut war, nahmen die Pflanzen wieder ihre gewohnten Aktivitäten auf.[27]

Waren sie aufgewacht, so wie wir nach einer Vollnarkose? Diese Frage ist entscheidend, denn zum Aufwachen benötigt man vor allem eines: ein Bewusstsein. Und genau diese Frage stellte auch ein Reporter der *New York Times* an Baluška. Dessen Antwort gefällt mir besonders gut. Sie lautete: »Das kann niemand sagen, denn Sie können sie [die Pflanzen] nicht fragen.«

Damit ist die Sache für mich allerdings noch nicht abgeschlossen, und um ihr weiter auf den Grund zu gehen, habe ich František Baluška in Bonn besucht.

Doch hier zuerst ein kurzer Blick auf unsere gemeinsame Geschichte.

Die Frage nach der beidseitigen Kommunikation lässt sich auch entwicklungsgeschichtlich betrachten. Das heißt: Wie lange haben Mensch und Baum einen gemeinsamen Weg zurückgelegt, und wie sehr haben sich beide aneinander angepasst? Fangen wir mit den Bäumen an, denn sie haben ein bisschen Vorsprung: Schon vor 380 Millionen Jahren erhoben sich die ersten Bäume über Algen, Moose und Kräuter. Sie taten das aus zwei Gründen: Da wäre zum einen die Konkurrenz, der man dadurch endgültig entfliehen kann. Wer in der Lage ist, sich mit seinen Blättern über die anderen Gewächse zu setzen, gewinnt das Rennen um das Sonnenlicht. Was wirkt in diesem Zusammenhang besser, als einfach einen riesigen Stamm zu bilden, der die Zweige hoch über alle anderen Arten erhebt?

Klar, dass so eine Erfindung nicht auf eine Art beschränkt blieb. Es bildeten sich in den folgenden Millionen Jahren riesige Wälder, die eine ungeahnte Wirkung auf ihre Mitgeschöpfe hatten. Die Bäume atmeten gewaltige Mengen an Kohlendioxid ein und banden es nicht nur im Holz. Tote Bäume versanken in Sümpfen und bildeten allmählich Kohle. Damit wurde der Luft so viel CO_2 entzogen und im Umkehrschluss so viel Sauerstoff hinzugefügt, dass Insekten zur Höchstform aufliefen. Ihre Größe ist durch die Art ihrer Atmung limitiert. Der Sauerstoff verteilt sich im Körper nicht durch Adern und einen Blutkreislauf mit Pumpe (Herz), sondern wird direkt durch kleine Röhren zu den Zellen geleitet. Diese Tracheen verlieren mit zunehmender Länge an Wirkung, das heißt am Ende der Leitung kommt bei großen Insekten zu wenig Sauerstoff an. Damit ist die maximale Größe dieser Kerbtiere rechnerisch auf 17 Zentimeter begrenzt, zumindest beim aktuellen Sauerstoffgehalt der Luft. Größer kann daher heute keine Art mehr werden.[28] Vor 300 Millionen Jahren produzierten die Bäume jedoch so viel Sauerstoff, dass der Anteil dieses Gases deutlich über dem heutigen

Niveau lag. Statt 21 Prozent waren es 35 – damit konnten Insekten erheblich größer werden, und genau das taten sie auch. Libellen mit über 70 Zentimeter Spannweite jagten am Himmel, und am Boden krochen zwei Meter lange Tausendfüßler durch das Laub.

Dies ist ein schönes Beispiel dafür, wie sich die Tierwelt indirekt an die Bäume beziehungsweise ihre Stoffwechselprozesse anpasst. Dazu ein kleiner Einschub: Auch Bäume brauchen zum Atmen Sauerstoff und verbrauchen diesen dabei. Schließlich verbrennt in ihren Zellen Zucker, um Energie für die Lebensprozesse zu gewinnen, genau wie bei uns. Die Zuckerproduktion in den Blättern bei der Fotosynthese erzeugt zwar einen Sauerstoffüberschuss und bindet CO_2, dennoch geht ohne Sauerstoff bei Bäumen gar nichts. Wie wenig CO_2-Bindung und Zuckerverbrennung miteinander zu tun haben, kann man gut im Winter beobachten: Da verbrennen die Bäume ihren Zuckervorrat, den sie im Sommer über gesammelt und gespeichert haben, ähnlich einem Braunbär, der im Winter von seiner Speckschicht lebt. Beide, Bäume und Bären, atmen im Schlaf mit der Luft Sauerstoff ein und atmen sie mit CO_2 angereichert wieder aus. Buchen, Eichen und Co. können in dieser Zeit mangels grüner Blätter ja gar keinen Sauerstoffüberschuss erzeugen.

Aber zurück in die Vergangenheit.

Der Sauerstoffgehalt war schon lange wieder gesunken, die Insekten auf das heutige Maß geschrumpft, da trat der Mensch auf den Plan. Er lernte ziemlich rasch, Feuer zu machen, für das man Holz benötigt. Hier fand also der erste wichtige Kontakt mit Bäumen statt. Wann das genau war, liegt im Dunkeln. Wir wissen ja nicht einmal exakt, ab wann wir unsere Vorfahren als Mensch bezeichnen. Selbst das erste Auftreten moderner Menschen, also der Art Homo sapiens, musste 2017 neu datiert werden. Bis dato hatte unumstößlich gegolten: Seit 200 000 Jahren wirtschaften wir auf dieser Erde. Dann jedoch entdeckten Forscher in Marokko noch ältere Überreste. Sie gruben in der Höhle Jebel Irhoud Knochen und Feuersteinwerkzeuge aus, die sich auf ein Alter von mehr als 300 000 Jahre datieren ließen und einwandfrei modernen Menschen zuzuordnen waren.[29] Für mich ist das ein weiteres schönes Beispiel dafür, wie sich wissenschaftliche Gewissheiten über Nacht verändern.

Die Gattung Homo (also Mensch) trat vor zwei bis drei Millionen Jahren zum ersten Mal ins Rampenlicht. Sollte man also ab diesem Zeitraum nach Anpassungen Ausschau halten? Warum nicht noch früher? Schließlich tragen wir auch heute noch genetisches Erbe und Fähigkeiten mit uns herum, die von Vorfahren abstammen, die wir nicht ansatzweise als Menschen bezeichnen würden. Und selbst wenn wir die letzten drei Millionen Jahre betrachten: Reicht dieser vergleichsweise kurze Zeitraum dafür aus, dass Bäume sich auf unsere Anwesenheit einstellen? Für eine echte Kommunikation oder wenigstens irgendeine Art von Wechselwirkung müssten ja nicht nur wir uns an die Bäume angepasst haben, wofür es leider keinen Beleg gibt. Lediglich in jüngster Zeit verändern sich Bäume durch unser Handeln, doch das hat weniger mit Kommunikation zu tun. Es sind züchterische Bemühungen, die durch Selektion, also eine Art Evolution im Zeitraffer, die merkwürdigsten Baumformen für Garten und Straßengrün hervorbringen.

Dass sich wilde Pflanzen grundsätzlich auf die Anwesenheit des Menschen einstellen können, ist dagegen schon belegt. So etwa bei der amerikanischen Waldhyazinthe, einer Orchidee, die in den kühleren Wäldern des Nordens wächst und in einer Unterart auch in Skandinavien und Russland vorkommt. Sie sucht für ihre weißen Blüten Bestäuber, doch in den sumpfreichen Landschaften des Nordens gibt es nur wenig Bienen. Was es hingegen, wie jeder Urlauber leidvoll berichten kann, im Übermaß gibt, sind Mücken. Nun sind diese Insekten nicht gerade als Blütenliebhaber, sondern eher als lästige Blutsauger bekannt.

Und genau hier setzt die Waldhyazinthe an: Sie imitiert menschlichen Geruch und signalisiert den Mücken damit das Vorhandensein einer möglichen Mahlzeit. Auf der Suche nach einem Opfer stoßen die Tiere auf die Orchideenblüten und bestäuben sie dabei unbeabsichtigt. Dennoch gehen sie nicht leer aus, denn selbst weibliche Moskitos trinken nicht nur Blut, sondern lieben zwischendurch auch ein paar Kohlehydrate in Form eines Schlückchens Nektar.[30]

Am Anfang war das Feuer

Eine ganz andere Möglichkeit, sich der Verbindung zwischen Mensch und Baum zu nähern, ist das Feuer. Feuer? Das klingt beinahe so, als wolle man sich das Thema »Umgang mit Tieren« über ein Schnitzel erschließen. Brennholz ist nichts anderes als klein gesägte Baumknochen, die verfeuert werden. Und dennoch eignet sich Feuer gut, um festzustellen, ob nicht wenigstens der Umgang mit Holz (und damit Bäumen) in irgendeiner Form genetisch verankert ist. Und dafür gibt es starke Hinweise.

Kennen Sie das? Sie sind im Garten oder bei Freunden eingeladen, ein Feuer wird entzündet, und irgendwann stehen alle darum herum und starren in die Flammen. Das passiert selbst im Sommer, wenn es an lauen Abenden eigentlich auch ohne Feuer noch warm genug ist. Warum machen wir das? Klar, es gibt genug Gründe, die Sie und ich anführen könnten: Die Stimmung ist romantisch, wir alle lieben das Knacken der Scheite und das Spiel der Flammen, doch damit sind wir bereits im Reich der Emotionen, und die sind die Sprache der Instinkte. Die Faszination für das Lagerfeuer ist also im Unterbewusstsein verankert. Die Frage ist nur: Beruhen unsere positiven Emotionen auf Erlerntem oder auf Ererbtem?

Wenn wir unsere Beziehung zu Wald und Bäumen durchleuchten möchten, ist es überaus wichtig, sich zunächst das Feuer anzuschauen. Denn es zeigt besonders deutlich, dass unser Schicksal untrennbar mit Holz verbunden ist.

Feuer ist *die* wesentliche Errungenschaft des Menschen. Ohne die lodernden Flammen wäre unser Gehirn nicht zur aktuellen

Größe herangereift. Erst mit dem Kochen von Nahrung lassen sich viele Früchte, aber auch Fleisch besser verdauen, sprich: das Essen liefert deutlich mehr Energie. Hinzu kommt, dass sich unsere Vorfahren mangels scharfer Reißzähne oder großer körperlicher Kräfte kaum gegen Raubtiere wehren konnten. Mit Feuer sah das ganz anders aus, denn es wird von jedem Tier gefürchtet. Und auch der Siegeszug des Menschen um den Globus hätte ohne Feuer bereits innerhalb der Grenzen Afrikas sein Ende gefunden. Wie sonst hätte man sich etwa in den Weiten Sibiriens in klirrend kalter Winternacht wärmen sollen?

Der Mensch ist aber nicht die einzige Art, die Feuer nutzt. Auch Beutegreifer werden vom Feuer magisch angezogen – durch seinen hellen Schein verlieren die Beutetiere ihre Deckung, werden womöglich sogar verletzt und können schlechter fliehen. Doch im Unterschied zu uns Menschen können Adler und Co. Feuer nur passiv nutzen, es niemals selber entzünden. Selbst unsere nächsten Verwandten, die Schimpansen, besitzen diese Fähigkeit nicht und zeigen ganz im Gegenteil deutlich Angst vor Feuer. Es ist die aktive Nutzung, die uns von anderen Arten unterscheidet.

Wann die erste Flamme bewusst entzündet wurde, liegt im Dunkel der Geschichte. Gesichert ist ein Fund in der Wonderwerk-Höhle in Südafrika, wo vor 1,7 Millionen Jahren zweifelsfrei Menschen um ein Feuer saßen, das sie selbst angelegt hatten.[31] Ob nicht vielleicht sogar schon vor vier Millionen Jahren die ersten menschlich entfachten Feuer loderten, ist wissenschaftlich umstritten; fest steht, dass uns diese Wärme aus Holz schon sehr lange begleitet.

Szenenwechsel. Ich saß mit der Schauspielerin Barbara Wussow und dem Meteorologen Sven Plöger am Feuer. Es war ein kleines Feuer, denn im Sommer 2018 herrschte aufgrund der großen Trockenheit akute Waldbrandgefahr. Wir drehten für meine Sendung, bei der ich jeweils mit zwei Prominenten unter freiem Himmel beziehungsweise unter dem Kronendach der Bäume übernachte. Das Feuer kokelte vor sich hin und produzierte dabei mehr Qualm als Hitze. Zum Kochen mussten wir sehr nahe herangehen, und ich hielt mit einer Hand den Griff, während ich mit der anderen umrührte. Klar, dass dabei nicht nur meine Kleidung völlig durchgeräuchert wurde, natürlich atmete ich gleichzeitig auch jede Menge Rauch ein. Und dabei kam mir der Gedanke, ob die Affinität des Menschen zu Rauch und Geräuchertem nicht vielleicht aus grauer Vorzeit stammt. Wenn unsere Spezies schon seit mehr als eine Million Jahren täglich diesen Qualm um sich hatte, wenn Höhlen und später offene Herdstellen in Bauernkaten diesen Effekt mangels Luftzug noch verstärkten – gehört dann nicht diese Art von Atemluft zu unserer instinktiven Wohlfühlumgebung? Nicht dass wir uns falsch verstehen: Sicher mag es niemand, Qualm einzuatmen und hinterher minutenlang zu husten. Doch unsere Lebensumstände selbst der letzten Jahrtausende haben sich in unseren Genen manifestiert. Und wenn Feuer eine instinktive Faszination auslöst, die möglicherweise in unserem Erbgut fixiert ist, warum dann nicht ebenso Rauch, oder besser: der Geruch nach Holzrauch.

Machen Sie doch mal den Test: Holzrauch oder in Holzrauch Geräuchertes (das kann auch Ihre Kleidung sein, die Sie beim letzten Lagerfeuer anhatten) riecht angenehm. Zumindest besser als beispielsweise verbrannte Haare oder, schlimmer noch, verbrannter Kunststoff. Ersteres muss instinktiv körperlichen Alarm auslösen, schließlich könnte es sein, dass Sie aus Versehen Ihr Haar in die Flammen halten. Plastik und andere unnatürliche Dinge sind hingegen so neu, dass sie in unserem unbewussten Repertoire kaum vorkommen dürften. Kurz: Holzrauch riecht für die meisten Menschen angenehm, andere brennende Dinge hingegen nicht unbedingt.

Ob die Empfindung von Rauch als einem leckeren Geruch tatsächlich genetisch fixiert ist oder sogar die Faszination für Feuer selbst, ist noch nicht bewiesen. Es gibt allerdings erste Hinweise auf solche Veränderungen in unserem Erbgut. So untersuchte ein Team um Gary Perdew von der Pennsylvania State University die Gene von Neandertalern und dem Neandertaler ähnlichen Denisova-Menschen und verglich sie mit denen heutiger Menschen. Sie fanden einen Unterschied, der im Umgang mit Feuer bedeutsam ist. Rauch enthält eine Menge krebserregender Stoffe wie polyzyklische aromatische Kohlenwasserstoffe (PAK). Sie resultieren aus einer unvollständigen Verbrennung und werden im Körper teilweise zu anderen, ebenfalls schädlichen Substanzen abgebaut. Diesen ist der Mensch seit 1,5 Millionen Jahren ausgesetzt – bis heute.

Auch Sie atmen ständig diese Bestandteile ein, allerdings nicht mehr vom Lagerfeuer. Das brennt mittlerweile hauptsächlich in heimeligen Kaminöfen, und zwar in gigantischen Zahlen. In den über zwölf Millionen Öfen und Pelletheizungen allein in Deutschland verbrennt mehr als die Hälfte des gesamten Holzeinschlags – so viele »Lagerfeuer« hat es nie zuvor in der Geschichte der Menschheit gegeben. Rauch ist ein Evolutionsfaktor. Er sorgte damals wie heute für vorzeitige Todesfälle und sollte über die Jahrhunderttausende genetische Spuren hinterlassen haben. Und tatsächlich: Perdew und seine Kollegen fanden einen Genabschnitt, der uns von Neandertalern und Denisova-Menschen unterscheidet: das sogenannte AHR-Gen. Es verhindert schädliche Wirkungen von Chemikalien aus der Umwelt, unter anderem denen, die im Rauch enthalten sind. Je nach Molekülart verringert sich ihre toxische Gefährlichkeit für den modernen Menschen um den Faktor 1 000.

Und wie war das dann beim Neandertaler? Auch sein Gehirn hatte schließlich von Nahrung profitiert, die durch Feuer erst richtig gut aufgeschlossen und verdaubar wurde. Es war teilweise sogar größer als das des modernen Menschen. Doch vielleicht lebte er aufgrund der verräucherten Heimstätte nicht so lange wie Homo sapiens, vielleicht starb er deswegen sogar eines Tages ganz aus, so vermuten einige Forscher. Möglicherweise haben diese Frühmenschen aber auch andere Mechanismen entwickelt, um mit Feuer und Rauch zurechtzukommen.[32]

Mir persönlich geht es aber gar nicht um die Frage, weshalb der Neandertaler ausstarb, was er genau betrachtet auch gar nicht ist. Immerhin finden sich etliche seiner Gene auch in uns, sodass er einfach in der modernen Bevölkerung aufgegangen sein kann. Nein, wir nähern uns mit diesen Forschungsergebnissen vielmehr der Frage, inwieweit Feuer/Holz/ Bäume in unseren Genen so verankert sind, dass es bis heute spürbar ist. Zumindest die gewisse Rauchunempfindlichkeit ist noch immer vorhanden: Nur so ist es zu erklären, dass sich Zigarettenrauch nicht noch deutlich gesundheitsschädlicher auf unseren Körper auswirkt als ohnehin schon.

Ein wie auch immer geartetes Band zwischen Menschen und Bäumen muss aber nicht in jedem Fall in eine positive Richtung weisen. So ist eine besondere Variante der Beziehung, nämlich der Waldbrand, nicht gerade eine freundliche Art, mit Natur umzugehen. Mit seiner Hilfe ist es unseren Vorfahren gelungen, schnell und ohne viel Kraftaufwand große Flächen zu roden. Noch heute wird dieses Verfahren zur Gewinnung landwirtschaftlicher Flächen in Asien und Lateinamerika auf großer Fläche angewandt. Daneben ist es aber sicher in der mindestens anderthalb Millionen Jahre langen Zündelei unserer Vorfahren unzählige Male versehentlich zur Entstehung großer Waldbrände gekommen.

Oft ist in Berichten zu lesen, dass Waldbrände ein natürliches Phänomen seien. Das ist womöglich nicht völlig falsch, doch die großen Brände, die im Westen Nordamerikas und in Russland mit zunehmender Häufigkeit auftreten, sind sicher nicht im Sinne des Ökosystems. Unsere heimischen Laubwälder können von Natur aus praktisch nicht Feuer fangen, die nördlichen Nadelwälder dagegen schon wesentlich leichter. Ihre Stämme, Nadeln und Rinde sind mit Harzen und anderen leicht brennbaren Substanzen gefüllt; sie gleichen in trockenen Sommern Benzinfässern. Doch welcher Baum verbrennt schon gerne? Intakte Nadelwälder speichern in Moosen, Flechten, Totholz und dem Humus sehr viel Wasser. Das wirkt Bränden entgegen. Zudem werden Blitzschläge als hauptsächliche natürliche Brandursache meist von heftigen Gewittergüssen begleitet, die ein Feuer gleich im Keim ersticken. Wenn es bei Trockenheit brennt, dann hatte und hat in fast allen Fällen der Mensch seine Hände im Spiel.

Auch wenn Feuer – und damit indirekt auch Feuerholz – genetische Spuren in uns hinterlassen hat, so ist das auf der Suche nach einem Band zwischen uns und den Bäumen doch ein wenig zu dünn. Zumindest wäre es schön, wenn sich etwas finden ließe, was unsere Beziehung noch stärker untermauern könnte. Daher will ich mich im Folgenden einem ganz heiklen Feld nähern, und zwar im Wortsinne: den elektrischen Feldern. Ich habe diesen Bereich bisher immer ausgeblendet, weil mir das Ganze anfangs ein wenig esoterisch klang. Elektrische Felder, die Bäume umgeben, das klang für mich nach dieser geheimnisvollen Aura, die vielfach heraufbeschworen wird, wenn es darum geht, dass Bäume uns klare Botschaften senden, mit uns regelrecht sprechen und uns ihre Energie geben – wenn sie denn wollen.

Zumindest die elektrischen Felder sind für mich jedoch aus dieser Ecke herausgerückt, seit ich die neueste universitäre Forschung dazu kenne. Ich bin sicher, es wird Ihnen gleich ebenso ergehen.

Bäume unter Strom

Um sich dem elektrischen Feld, das Bäume umgibt, zu nähern, könnten Spinnen sehr hilfreich sein. Das dachte sich offenbar Erica Morley, eine Biologin an der University of Bristol. Sie untersuchte das sogenannte »Ballooning«, eine Fortbewegungsart von Spinnen, bei der diese einen langen Faden in die Luft schießen und sich dann davontragen lassen. Das funktioniert natürlich besonders gut bei kleinen, leichten Jungtieren, die am Ende eines Sommers in großen Mengen auftreten. Ihre silbrigen Fäden durchziehen an lauen Nachmittagen die Luft und führten zu dem Begriff »Altweibersommer«, weil die Fäden wie die silbergrauen langen Haare älterer Frauen wirkten (so sah man das zumindest früher).

Und wie kann man als Spinne mit einem Faden fliegen? Ganz einfach – der Wind nimmt das federleichte Gebilde mit und so auch die Spinne, die an seinem Ende baumelt. So lautete bisher die gängige Theorie. Doch Erica Morley fand heraus, dass zumindest für den Start von einem Ast oder Blatt aus noch andere Kräfte verantwortlich sein müssen. Ein lauer Wind alleine konnte nicht reichen – bei Spinnen kommt der Faden mit hoher Geschwindigkeit aus dem Hinterleib geschossen, und wenn er nicht entsprechend schnell weggeweht wird, könnte er sich verheddern. Zudem fliegen Spinnen nicht bei hohen Windgeschwindigkeiten.

Manche Wissenschaftler machen thermische Prozesse geltend, also etwa warmes Wetter, bei dem sich Bodenluft in der Sonne aufheizt und dann aufsteigt. Doch massenhaftes »Ballooning« findet sogar bei Regenwetter statt, wo thermische Luftbewegungen kaum eine Rolle spielen. Hinzu kommt, dass eine hohe Anfangsgeschwindigkeit nach oben notwendig ist, damit die Spinne von einem Ast aufsteigen kann, ansonsten sinkt sie eher zu Boden, bevor eine schwache Brise sie mitnimmt.

Die Lösung sind elektrostatische Ladungen, die immerhin kleine Dinge bewegen können. Denken Sie dabei an ein Funktionsshirt aus Kunstfaser. Wenn Sie dieses über den Kopf ziehen, dann knistert es manchmal (im Dunkeln können Sie sogar kleine Lichtblitze erkennen). Ein anschließender Blick in den Spiegel zeigt Ihnen, dass einige Haare auf Ihrem Kopf senkrecht in die Luft stehen. Dieses Phänomen erklärt gleich zwei Dinge. Erstens: Wenn solche Felder eine Rolle spielen und aktiv eingesetzt werden, dann muss die Spinne sie bemerken und einordnen können. Was wäre dazu nützlicher als Haare? Und genau diese nimmt sie zu Hilfe, wie Morley herausfand. Dazu setzte sie die kleinen Tiere in einen Acrylglaskasten mit Metallboden, der elektrisch geladen werden konnte. So baute sich eine Spannungsdifferenz zwischen Boden und Decke auf. Mitten im Behälter wurde ein Kartonstreifen angebracht, der nicht leitend war. Die Spinnen, auf den Streifen gesetzt, nahmen die zunehmende Spannung zwischen Boden und Decke durch ihre Körperhaare wahr, die ähnlich den unseren von solchen Feldern aufgerichtet werden. Sobald das geschah, hoben die Spinnen ihren Hinterleib an, ließen einen Faden aufsteigen und hoben in dem kleinen Behälter ab.[33]

Elektrostatische Kräfte sind sicher nicht die einzigen Kräfte, die Spinnen fliegen lassen; auch Wind spielt nach wie vor eine große Rolle. Doch zum Aufsteigen von Bäumen speziell an eher ruhigen Tagen ist dieses Phänomen offenbar überaus wichtig, wie die Spinnen mit ihrem Reaktionsvermögen auf Ladungsunterschiede zeigten.

Doch es stellt sich noch eine zweite Frage: Wie entstehen überhaupt elektrische Felder um Bäume herum? Gibt es sie vielleicht doch, diese geheimnisvolle Aura, mit deren Hilfe wir mit den Bäumen kommunizieren können?

Die Erklärung ist einfach und kompliziert zugleich. Ursache für die genannten Kräfte sind elektrische Prozesse in der Atmosphäre. Diese sind schon seit über zwei Jahrhunderten bekannt. Die Ionosphäre, eine Schicht, die in 80 Kilometer Höhe beginnt, ist positiv geladen, die Erdoberfläche negativ. Die Differenz zwischen beiden beträgt über 200 000 Volt. Mit zunehmender Entfernung vom Boden steigen also die Ladungsunterschiede und zwar recht ordentlich. So beträgt die Spannungsdifferenz auf den ersten Metern über dem Boden bei einer Schönwetterlage 100 bis 300 Volt – pro Meter![34] Unter einer Gewitterwolke kann dieser Wert sogar auf mehrere Tausend Volt pro Meter ansteigen.

Dennoch umgibt Ihren Kopf keine höhere Spannung als Ihre Füße, weil Ihr Körper elektrisch prima leitet. Sicher kennen Sie die Situationen, wenn Sie an einem Auto oder an Kunststoffgartenmöbeln bei Berührung einen kurzen Schlag bekommen. Dabei gleichen Sie die Spannung zwischen dem berührten Objekt und dem Erdboden durch Ihren Körper aus. Sie selbst bleiben also spannungsfrei und haben immer denselben Wert wie der Erdboden. Das bedeutet aber umgekehrt, dass die Luft neben Ihrem Kopf eine höhere Spannung aufweist – Luft leitet eben sehr schlecht und behält die Spannung lange bei. Bei Bäumen ist diese Differenz aufgrund ihrer Größe natürlich noch viel höher. Sie kann bei Eichen laut Erica Morley zwischen Umgebungsluft und Zweigspitzen mehr als 2 000 Volt pro Meter übersteigen und dabei sogar Leuchterscheinungen hervorbringen.

Jetzt wird es Zeit, noch einmal auf eine mögliche Interaktion zwischen Mensch und Baum auf elektrischer Ebene zurückzukommen. Könnte es nicht sein, dass wir auf solche Felder ähnlich reagieren wie beispielsweise auf Wetterumschwünge?

Denn dass Tiere derartige Felder nicht nur wahrnehmen, sondern sogar aktiv nutzen, ist bereits wissenschaftlich belegt.

Ein Forscherteam um Dominic Clarke (ebenfalls University of Bristol) untersuchte Hummeln. Die Insekten orientieren sich bei der Blütensuche an allerlei Merkmalen wie Farben, Formen oder Düften. Dieses Potpourri für die Sinne stellt ebenfalls eine Form der Kommunikation dar – schließlich betreiben Blütenpflanzen diesen Aufwand nur, um bestäubenden Insekten zu signalisieren, dass hier Nektar zu holen (und im Gegenzug Pollen abzutransportieren) ist. Bisher konzentrierten sich Wissenschaftler bei diesen Signalen auf alles, was auch Menschen gut registrieren können, also in erster Linie auf das Sehen, Riechen, Schmecken. Doch zumindest bei den Hummeln war das noch nicht alles. Denn auch Blumen sind von elektrischen Feldern umgeben, die aufgrund der geringeren Größe der Pflanzen natürlich deutlich schwächer ausgeprägt sind als bei Bäumen. Die kleinen Flieger sind jedoch in der Lage, sie zu registrieren. Das fällt ihnen umso leichter, weil sie selbst positiv geladen sind (durch Reibung ihrer Körperteile im Flug), Blüten jedoch negativ. Die Ladungsunterschiede bewirken aber noch etwas anderes: Sobald die Hummel auf einer Blüte landet, gleichen sich die Ladungen von Hummel (positiv) und Blume (negativ) an. Und das hat für andere Hummeln einen entscheidenden Vorteil. Normalerweise ändern bestäubte Blüten ihre Farbe, Form oder den Geruch. Das kann aber Minuten bis Stunden dauern. Die Änderung der elektrischen Ladung hingegen passiert sofort und zeigt anderen Hummeln an, dass hier nichts mehr zu holen ist.

Clarke und sein Team konstruierten zum Nachweis künstliche Blumen, die elektrisch geladen werden konnten. Die geladenen Blumen hielten eine kleine Zuckerbelohnung bereit, die ungeladenen dagegen eine bittere Chininlösung. Und siehe da: Obwohl die künstlichen Blumen optisch nicht unterscheidbar waren, flogen die Hummeln die geladenen Exemplare deutlich häufiger an.[35]

Bei Honigbienen gibt es Hinweise, dass sie derartige Phänomene zur Nachrichtenweiterleitung nutzen. Wenn sie nach der Rückkehr von einem Blütenbesuch ihren Schwänzeltanz im Stock zwischen den anderen Bienen aufführen, reagieren die Antennen der Artgenossen wie unsere Haare passiv auf solche Ladungsunterschiede. Und da diese Antennen Sensoren sind, die Reize daher für die Bienen registrierbar, stellt es möglicherweise eine elektrische Form der Kommunikation dar.[36]

Wenn wir uns im Tierreich umsehen, dann stoßen wir auf weitere Arten mit der Fähigkeit, elektrische Felder zu registrieren. Fische zum Beispiel haben in ihrer Haut das sogenannte Seitenlinienorgan, das sogar das Magnetfeld der Erde wahrnimmt. Es hilft den Tieren bei der Orientierung, aber das ist noch nicht alles. So können etwa Haie mithilfe unterschiedlicher Ladungen auch ihre Beute identifizieren. Dazu reichen schon Spannungsunterschiede von wenigen Nanovolt – also milliardstel Volt! – aus. Wir erinnern uns: Unmittelbar an den Zweigspitzen einer Eiche kann die Differenz mehrere Tausend Volt betragen.

Abgesehen davon sind wir damit entwicklungsgeschichtlich schon einen Schritt näher am Menschen – Fische sind immerhin Wirbeltiere wie wir. Noch näher rückt das Tierreich mit den Vögeln, die ebenfalls das Magnetfeld der Erde wahrnehmen können. An diesen unsichtbaren Linien orientieren sich beispielsweise Brieftauben. Stört man die Vögel durch elektrische Felder, so beeinträchtigt das zumindest kurzzeitig ihre Orientierung. Evolutionär gesehen nächste Nachbarschaft sind Delfine, die als ebenso intelligent gelten wie Menschenaffen. Bei ihnen wurde erst im 21. Jahrhundert entdeckt, dass sie wie die Haie auf Spannungsunterschiede reagieren, wahrscheinlich ebenfalls als Unterstützung zum Aufspüren von Beute.

Und jetzt sind wir an der Reihe. Warum sollte der Mensch elektrische Spannungen spüren, oder andersherum gefragt: warum nicht? Schließlich ist unser Körper auch ein elektrisch gesteuertes Gebilde, in dem ständig Strom fließt. Jede Information, die durch unser Nervensystem geistert, jeder Gedanke, der sich in unserem Gehirn bildet, wird durch Stromimpulse übermittelt, deren Spannungsunterschiede mit einem Zehntel Volt allerdings sehr schwach sind. Umgekehrt heißt das, dass wir für stärkere Ströme sehr empfindlich sein müssten, denn ein auf schwache Ströme ausgerichtetes System sollte sich entsprechend leicht stören lassen. Und schon befinden wir uns mitten im Streitfeld des Themas »Elektrosmog«.

Mittlerweile ist es unstreitig, dass unser Körper auf elektrische Felder reagiert. Der amtliche Grenzwert beträgt gemäß einer EU-Verordnung laut Bundesamt für Strahlenschutz 5 000 Volt pro Meter. Damit liegt er zwar über dem Spitzenwert, der an den Zweigspitzen von Bäumen gemessen wird, aber das war ja noch nicht alles. Amtliche Grenzwerte sind oft ein wenig hoch gegriffen, weshalb ihn einige Länder nachgebessert haben. So wurde er in Lettland für Wohngebäude auf 500 Volt reduziert, in Polen immerhin entsprechend auf 1 000 Volt. Und damit sind wir im Bereich dessen, was wir auch in der Natur antreffen können.

Nun gelten die amtlichen Werte für Stromleitungen und für Dauerbelastung, nicht jedoch für Spitzenwerte bei besonderen Wetterlagen, die natürliche elektrische Ladungen hervorrufen. Es soll hier auch gar nicht um eine mögliche Belastung durch geladene Zweigspitzen gehen, sondern darum, ob wir nicht vielleicht doch etwas spüren könnten. Denn wenn höhere dauerhafte Ladungen gesundheitliche Probleme verursachen, dann sollte unser Körper das doch merken können.

Zumindest auf Zellebene kann er es auch, wie ein Forscherteam der University of California herausfand. Sie untersuchten Hautzellen, die wie elektrische Sinneszellen reagieren und
sich bei der Wundheilung anhand schwacher elektrischer Felder orientieren. In einem solchen Feld sammeln sich Bestandteile des Zellwassers (Polymere) an der Wand, die zur negativen Ladung zeigt.[37] Dass elektrische Ladungen außerhalb des
Körpers Prozesse in unserem Inneren stören können, darf als
erwiesen gelten. Viel spannender ist jedoch die Frage, ob wir
das auch bewusst wahrnehmen. Und dazu ist die Beweislage
alles andere als eindeutig.

Eine mögliche Fährte in diese Richtung ist die Elektrosensibi-
lität. Das Thema betrifft Menschen, die elektromagnetische
Felder so zu spüren glauben, dass sie sich gesundheitlich beeinträchtigt fühlen. Immerhin zwei Prozent der bundesdeut-
schen Bevölkerung sind laut Bundesamt für Strahlenschutz
betroffen. Bisher gibt es zwar viele Studien zum Thema, noch
aber sind keine klaren Ursache-Wirkungs-Beziehungen er-
kennbar. Hinzu kommt, dass elektromagnetische Felder eine
Strahlung verursachen, die sich je nach Quelle in verschiedenen Frequenzen abbildet. Etliche davon kennen Sie – sie sind
die Mittler für Handybotschaften, Radio und Fernsehen.
Dass sie elektrische Geräte beeinflussen, steht außer Frage,
denn das ist schließlich ihr Zweck. Doch da die Strahlung selten zielgerichtet verläuft, sondern – wie etwa bei Radiosen-
dern – meistens eher einem Stein gleicht, der, ins Wasser geworfen, Wellenringe nach allen Seiten erzeugt, werden Sie
und ich zu jeder Sekunde von unzähligen Funk- und Sende-
botschaften getroffen. Diese sind, nach behördlicher Meinung,
jedoch so schwach, dass sie uns weder schaden noch überhaupt zu bemerken sind. Darüber lässt sich streiten.
   Keine Sorge, wir biegen hier nicht in eine Sackgasse ab. Denn
elektromagnetische Felder sind Geschwister von elektrischen

Ladungen, die übrigens ebenfalls heftigen Einfluss auf elektrische Geräte haben können. Wenn Sie sich beispielsweise beim Gang über Ihren Kunstfaserteppich aufladen, dann können die elektronischen Bauteile einer Computerplatine, die Sie anfassen, dadurch zerstört werden. Daher wird in der Verpackung solcher Bauteile immer darauf hingewiesen, sich vor Berührung zu erden, also etwa einen metallischen Heizkörper anzufassen und sich so zu entladen.

Die elektromagnetische Strahlung ist übrigens auch der Anlass zur Sorge beim Telefonieren mit dem Handy. Denn schließlich muss man das Gerät dazu an den Kopf halten, und es muss dabei eine ausreichende Strahlung aussenden, um den nächsten Funkmast erreichen zu können. Deswegen empfiehlt das Bundesamt für Strahlenschutz, sonst eher konservativ in seinen Beurteilungen, im Zweifelsfall das Festnetztelefon zu nutzen. Zudem rät es dazu, Gespräche so kurz wie möglich zu halten oder gleich auf Textnachrichten umzusteigen – dazu braucht man das Handy nicht in Gehirnnähe zu platzieren.[38] Das klingt für mich alles andere als beruhigend, zumal die elektrische Wirkung auf das Nervensystem gar nicht im Vordergrund steht: Grundlage für die Grenzwerte ist die Erwärmung des benachbarten Gewebes, eine Reaktion, die eher an eine Mikrowelle erinnert. Um es klar zu formulieren: Strahlt ein Handy so stark, dass Ihr Gehirn gekocht oder zumindest hitzegeschädigt wird?

Momentan weist offiziell nichts darauf hin, dass diese Strahlung krebserregend ist, doch hier werden offensichtlich wichtige Fragen ausgeblendet. Wenn ein so fein austariertes System, wie es unsere Nerven bilden, mit schwachen elektrischen Signalen arbeitet, wie mögen sich amtlich zugelassene elektronische starke Felderzeuger (Handy und Co.) dann wohl auf die körpereigene Datenübertragung auswirken, die bis zur Gehirnerwärmung führen?

Ich möchte an dieser Stelle aber nicht weiter auf die gesundheitlichen Auswirkungen eingehen, weder was uns Menschen betrifft noch was die Bäume angeht – denn auch bei ihnen gibt es Hinweise auf Auswirkungen, wenn auch bei schwacher Beweislage.

Kehren wir also zum direkten Kontakt mit Bäumen und ihren elektrischen Feldern zurück. Dass die Entladungen für Menschen spürbar sind, habe ich bereits erwähnt. Ein kurzes Knacken, das ertönt, wenn Sie eine geladene Autotür oder Kunststoffgartenmöbel berühren, dem ein stechender Schmerz folgt, zeigt, welche sensorischen Fähigkeiten der Körper hat. Die Frage ist nur, bei welcher Spannung die Grenze des Bemerkbaren liegt und ob diese Grenze durch Training veränderbar ist.

Deutlich spürbar sind Entladungen auf der Haut nur dann, wenn der Spannungsunterschied mindestens 2 000 Volt beträgt. Damit wären wir ja schon im Bereich dessen, was in Zweigspitzen von Eichen gemessen wurde. Das Problem: Um an die Zweigspitzen zu gelangen, müssten Sie in den Baum klettern. Dabei würden Sie natürlich am Boden starten – und wären somit genauso entladen wie der Baum selbst, weil Sie ja über Ihre Füße geerdet sind. Nein, Sie müssten schon starten wie die Hummel, also ohne Bodenkontakt, etwa auf einer Hebebühne mit Gummimatte, die Ihre Füße gegen die metallische Konstruktion isoliert. Dann sollte es bei besonders trockenem Wetter, wenn die elektrostatischen Ladungen ihren Höhepunkt erreichen, möglich sein, beim Kontakt mit einer Baumspitze einen kleinen Schlag zu bekommen. Doch wer macht so etwas schon?

Um mit Bäumen in irgendeiner Form zu kommunizieren, geht man natürlich in den Wald und möchte vielleicht einen Stamm umarmen, um etwas zu spüren. Doch da beide Körper über den Boden geerdet sind, gibt es keinerlei Spannungsunterschiede.

Dennoch verbleibt eine theoretische Möglichkeit, am Spannungsfeld eines Baums teilzuhaben. Und damit kommen wir wieder zu den Haaren zurück. Sie stehen ja deshalb bei einer Aufladung vom Kopf ab, weil sie elektrisch schlecht leiten (solange sie nicht allzu fettig oder nass sind). Sind Sie also geerdet, müssen es Ihre Haare nicht zwangsläufig auch sein.

Wenn Spinnen mit ihren Haaren auf die Bäume umgebende Spannungsfelder reagieren, wenn der Faden sich haarähnlich abstößt, warum sollte dies nicht auch bei uns funktionieren? Menschen mit langen Haaren könnten auf Bäumen vielleicht eine ähnliche Erfahrung machen wie bei einem knisternden Funktionshemd, das über den Kopf gezogen wird oder wie beim Kontakt mit einem per Reibung aufgeladenen Luftballon: Die Haare richten sich auf.

Zum Zeitpunkt des Redaktionsschlusses ist es leider Spätwinter, sodass ich es nicht selbst ausprobieren kann. Die Bäume schlafen, und sie haben im Innern der oberirdischen Organe den Wassergehalt stark reduziert. Doch im kommenden Sommer werde ich auf jeden Fall einen Versuch starten. Vielleicht schicke ich aber besser meine Frau auf den Baum. Sie hat längere Haare...

Der Herzschlag der Bäume

Wenn Sie einen Baum umarmen, ist elektrisch nichts los – Sie und der Baum haben ja dieselbe Spannung, so viel steht nun fest. Könnte es denn nicht wenigstens sein, dass der Baum Ihre Berührung anderweitig wahrnimmt? Zumindest bei jungen Bäumen besteht durchaus eine Möglichkeit, dass dem so ist, und zwar durch ein Phänomen, welches Thigmomorphogenese genannt wird. Es beschreibt, dass Pflanzen bei Berührung langsamer wachsen. Dazu genügt es, wenn Sie beispielsweise Ihre Tomatenpflanzen wenige Minuten am Tag streicheln. Dadurch reduzieren sie ihr Höhenwachstum und bilden eine dickere Sprossachse.[39]

Allerdings ist das kein Liebesbeweis, sondern wahrscheinlich nur die Reaktion auf eine vermeintliche Windbelastung. Wind führt nämlich bei Pflanzen zu der gleichen Verhaltensweise. Eine geringere Höhe bewirkt ebenso geringere Hebelkräfte, die bei Wind auf die Wurzeln wirken, dazu stabilisiert ein dickeres Stämmchen die Tomate besser. Das Gleiche gilt natürlich auch für Bewegungen, die durch vorbeistreifende Tiere verursacht werden – da knicken weniger stabile Pflanzen leichter um. Daher kann es durchaus sein, dass Tomaten oder auch kleine Bäume die Reaktion auf solche Berührungen (und nicht nur den Wind) in ihrem ererbten Repertoire haben.

Wenn Sie die Erfahrung gemacht haben, dass gestreichelte Pflanzen gesünder sind, dann täuscht das nicht. Wissenschaftler haben herausgefunden, dass solchermaßen berührte Exemplare mehr Jasmonsäure produzieren. Diese Säure verändert nicht nur das Höhenwachstum, sondern regt die Pflanze auch dazu an, den Spross dicker und damit stabiler zu machen.[40] Gerade Zimmerpflanzen mit zu wenig Licht neigen ja ansonsten zu einem dünnen, wackeligen Haupttrieb.

Falls Sie einen Baum umarmen und eine positive Antwort erwarten, sind diese Informationen sicher enttäuschend. Denn die beschriebene Reaktion ist ja lediglich eine Art Verteidigungsstrategie gegen äußere, für die Pflanze negative Einflüsse. Hinzu kommt: Wenn der Baum davon etwas merken soll, muss er druckempfindlich sein, er sollte die Arme um seine Rinde spüren können. Eine gewisse Druckempfindlichkeit ist tatsächlich gegeben, jedoch in ganz anderen Dimensionen. Drückt etwa ein Nachbarbaum oder ein Metallpfosten gegen den Stamm, dann beginnt der Baum, um das Hindernis herum zu wachsen. Allerdings muss die einwirkende Kraft sehr groß und vor allem lang anhaltend sein – zwei Parameter, die beim Umarmen nicht erfüllt werden. Vor allem große Bäume haben auch eine entsprechend dicke Rinde, die in den äußeren Bereichen lediglich aus abgestorbenen Zellen besteht und damit ebenso viel beziehungsweise wenig Gefühl besitzt wie unsere Haare.

Viel Gefühl hingegen finden wir in einer ganz anderen Region: in den Wurzeln. Hier arbeitet sich der Baum mit Wurzelspitzen, die gehirnähnliche Strukturen aufweisen, durch den Boden. Er tastet, schmeckt, prüft und entscheidet, wo und wie es weitergeht. Ist etwa ein Stein im Weg, so bemerken es die empfindlichen Gebilde und schlagen einen anderen Weg ein. Die Berührungsempfindlichkeit, die Baumfreunde suchen, finden sie demnach nicht am Stamm, sondern im Erdreich. Wenn eine Kontaktaufnahme erfolgreich sein könnte, dann wäre die Wurzel die erste Adresse. Sie hat zudem den Vorteil, dass sie leicht zu erreichen und im Gegensatz zum oberirdischen Teil sogar im Winter aktiv ist. Allerdings mag sie weder Druck noch frische Luft – es macht also keinen Sinn, die zarten Gebilde freizulegen, weil schon zehn Minuten in der Sonne den Tod für das Gewebe bedeuten.

Die neusten wissenschaftlichen Erkenntnisse haben aber noch etwas ganz anderes anzubieten: den Herzschlag der Bäume. Herzschlag? Ein Herz wie das unsere haben Bäume natürlich nicht, doch sie benötigen etwas Analoges, sonst würden die wichtigsten Abläufe in ihrem Körper nicht funktionieren.

Was bei uns Menschen das Blut ist, ist beim Baum das Wasser. Über dessen Transport hinauf in die Krone habe ich bereits öfter berichtet; wie genau der vonstattengeht, ist allerdings bis heute nicht geklärt. Die am häufigsten verkündete Theorie, dass das Nass mittels Transpiration bis zu den obersten Zweigen gelangen würde, greift nicht. Laut dieser Theorie soll Wasser aus den Blättern verdunsten, und das erzeugt im Stamm einen Unterdruck. Dieser Unterdruck zieht dann Wasser aus den Wurzeln beziehungsweise dem Boden nach. Dumm nur, dass der höchste Wasserdruck im Stamm von Laubbäumen im zeitigen Frühjahr herrscht. Zu diesem Zeitpunkt ist kein einziges grünes Blatt am Baum, es kann also auch nichts verdunsten. Die anderen Erklärungsversuche (Osmose, Kapillarkräfte) greifen ebenfalls nicht, sodass wir bis heute ratlos dastehen. Oder vielmehr standen. Denn Dr. András Zlinszky vom Balaton Limnological Institute im ungarischen Tihany bringt langsam etwas Licht in das Dunkel. Schon einige Jahre zuvor hatte er zusammen mit Kollegen aus Finnland und Österreich beobachtet, dass Birken sich anscheinend nachts zur Ruhe begeben. Mittels Laser vermaßen die Wissenschaftler die Bäume in windstillen Nächten und stellten fest, dass sie die Zweige hängen ließen und zwar bis zu zehn Zentimeter. Mit dem Sonnenaufgang richteten sie sich wieder auf, sodass die Forscher von einem regelrechten Schlafverhalten der Bäume sprachen.[41]

Offensichtlich ließ der Vorgang András Zlinszky keine Ruhe, und so untersuchte er zusammen mit seinem Kollegen Anders Barfod nochmals 22 Bäume verschiedener Arten. Abermals stellte er ein Auf und Ab der Zweige fest, allerdings teilweise in einem anderen Rhythmus. Sie hoben sich nicht nur beim Wechsel Tag/Nacht, sondern alle drei bis vier Stunden. Was konnte der Grund für diesen Takt sein? Ihr Blick richtete sich auf den Wassertransport. Wäre es denkbar, dass der Baum in diesen Intervallen Pumpbewegungen ausführt? Immerhin hatten andere Forscher zuvor festgestellt, dass sich der Durchmesser der Stämme periodisch um 0,05 Millimeter verringert, um sich anschließend wieder auszudehnen. Waren die Wissenschaftler auf den Spuren eines Herzschlags, der durch Kontraktionen das Wasser Schritt für Schritt nach oben drückt? Eines Herzschlags, der so langsam ist, dass wir ihn bisher nicht wahrgenommen haben? Zlinszky und Barfod schlagen dies als plausible Erklärung für ihre Beobachtungen vor und rücken damit Bäume ein weiteres Stück in Richtung auf das Reich der Tiere zu.[42]

Alle drei bis vier Stunden ein Herzschlag, das ist leider selbst für die sensibelsten Menschen zu langsam, um ihn beim Umarmen zu spüren, sodass wir auch hier in Bezug auf wahrnehmbare Baumsignale nicht fündig werden.

Eine letzte Möglichkeit, mit Bäumen in Verbindung zu treten, möchte ich noch genauer betrachten: unsere Stimme. Sie gilt als wichtigstes Mittel unserer Kommunikation, und nicht wenige Menschen versuchen, mit Bäumen oder ihren Zimmerpflanzen zu sprechen. Was heißt versuchen: Sie tun es und erwarten, dass die Gewächse in irgendeiner Form reagieren. Daneben gibt es Winzer, die ihre Weinberge mit verschiedenster Musik beschallen und zu erkennen glauben, dass eine bestimmte Musikrichtung zu höheren Ernteerträgen führt.

Gibt es hinter alldem einen wahren Kern? Können Pflanzen überhaupt hören?

Die letzte Frage kann ich mit einem klaren »Ja!« beantworten. Schon vor Jahren wurde dies an der Ackerschmalwand, einem bei Forschern beliebten heimischen Kraut getestet. Beliebt deswegen, weil es einfach zu halten ist, sich schnell vermehrt und genetisch sehr übersichtlich ist. Das Resultat: Seine Wurzeln orientieren sich an Klicklauten mit einer Frequenz von 200 Hertz und wachsen in die entsprechende Richtung. Gleichzeitig sind sie in der Lage, ebensolche wie ein Morsecode funktionierenden Geräusche zu produzieren.[43]

Monica Gagliano von der University of Western Australia entdeckte, dass Erbsen mit ihren Wurzeln das Wasser im Untergrund fließen hören. Dazu vergrub sie drei Röhren in der Erde. In der ersten wurde nur ein Rauschen vom Band abgespielt, in der zweiten floss tatsächlich Wasser, und in der dritten gab es künstliche Geräusche fließenden Wassers. Die Pflanzen ließen sich nicht täuschen: Sie wuchsen mit ihren Wurzeln nur auf das richtige Wasser zu. Hatten sie keinen Durst, dann zeigten sie diesbezüglich gar keine Aktivitäten. Doch ist das wirklich schon so etwas wie Hören? Gagliano und ihr Team überlegten, dass sich in diesem Fall die Wurzeln durch Störgeräusche irritieren lassen sollten, und exakt das konnten sie beobachten.[44]

Pflanzen – und damit eben auch Bäume – können also hören. Genau wie wir auch nutzen sie ihre Fähigkeiten zielgerichtet. So wenig wir Ultraschall hören, weil wir ihn nicht brauchen, so lauschen Pflanzen ebenfalls nur Dingen, die wichtig für sie sind, wie eben Wasser im Untergrund. Doch was ist mit all den bereits erwähnten Berichten über Weinberge, die mit klassischer Musik beschallt werden, um das Wachstum anzuregen? Was mit den Erfahrungsberichten von Menschen, die mit Bäumen reden? Nüchtern wissenschaftlich betrachtet würde das Hörvermögen der Wurzeln dazu nichts beitragen, denn die sind nun mal unter der Erde und damit relativ gut schallisoliert. Wir müssen uns also in dem Bereich darüber umsehen und Stamm, Zweige und Blätter genauer unter die Lupe nehmen. Gibt es hier irgendwelche Hinweise auf akustische Reaktionen?

Ein Team des WDR setzte dazu im Forschungszentrum Jülich Sonnenblumen mehrere Tage lang verschiedenen Geräuschen aus, darunter auch klassischer Musik. Das Ergebnis: Es gab zwischen den unterschiedlich beschallten Pflanzen keinerlei Wuchsunterschiede.[45] Herrscht also oberirdisch akustisch tote Hose? Ganz so schnell wollen wir die Flinte nicht ins Korn werfen. Vielleicht ist Musik der falsche Ansatzpunkt; wir sollten lieber nach Geräuschen suchen, die für Pflanzen tatsächlich eine Rolle spielen.

Wie wäre es zum Beispiel mit dem Knabbern von Raupen? Das bedeutet für Grünzeug jeglicher Art Lebensgefahr. An der University of Missouri wurde genau das untersucht. Dort setzte man Raupen auf Exemplare der Ackerschmalwand. Die feinen Schwingungen, die auch die Stängel erschütterten, wurden mittels aufgebrachter winziger Laserspiegel ermittelt. Spielten die Forscher diese Schwingungen anderen, nicht befallenen Pflanzen vor, so produzierten sie bei einer Attacke besonders viel Abwehrstoffe. Wind- und andere Geräusche mit derselben Frequenz ließen die Pflanzen hingegen kalt.

Die Ackerschmalwand kann also hören, und das macht durchaus Sinn. Durch akustische Warnungen ist sie in der Lage, auch auf eine gewisse Entfernung hinweg eine Gefahr im Voraus zu erkennen und sich entsprechend vorzubereiten.[46] Und hier besonders wichtig: Geräusche, die keine Gefahr für sie bedeuten, ignoriert sie. Dazu gehört möglicherweise auch die menschliche Sprache, ebenso wie unterschiedliche Musikrichtungen. Schade. Denn die Berichte über

Nutzpflanzen, die einen deutlichen Unterschied zwischen Klassik und Rock machen, klingen einfach zu schön.

Zu klären wäre allerdings noch, ob sich in der Musik nicht Abschnitte befinden, die dem Raupenfraß nahekommen. Dann allerdings wären solche Dinge nachvollziehbar, wenngleich Mozart dann von den Gewächsen nicht genossen, sondern lediglich falsch verstanden würde.

Ich kann das Bedürfnis, mit den Bäumen zu kommunizieren, gut verstehen. Unter diesen Riesen zu sitzen, ihre Rinde zu streicheln, sich geborgen zu fühlen – all das würde gekrönt, wenn es eine aktive und positive Antwort auf unsere Anwesenheit oder gar unsere Berührungen gäbe. Ich will nicht abstreiten, dass so etwas möglich ist, doch zumindest die konservative Wissenschaft hat hierfür keine Beweise. Und selbst wenn dies der letzte Stand der Dinge wäre – muss es denn unbedingt eine Antwort geben? Kann es nicht sein, dass Mensch und Baum in völlig verschiedenen Welten leben? Schließlich existiert unsere Art erst seit 0,1 Prozent der Zeitspanne, in der es Bäume gibt.

Obwohl der Baum also offensichtlich nichts von alledem spürt, so gibt es jedoch umgekehrt definitiv eine Reaktion in unserem Körper, auf die ich später noch näher eingehen werde. Vorerst sollte es also reichen, wenn wir uns beim Kontakt gut fühlen und den Baum im besten Falle sein wildes Leben führen lassen.

Wenn Regenwürmer reisen

Wenn wir viele Tausend Jahre in die Vergangenheit zurückblicken, dann sehen wir unter unseren Vorfahren sicher keine Förster. Waldwirtschaft hat damals niemanden interessiert, und dennoch haben Menschen immer schon die Art der Wälder massiv beeinflusst. Allerdings meist indirekt, und zwar über die Tierwelt. Bevor ich mich den kleineren Mitgeschöpfen wie Regenwürmern (ja, Regenwürmer verändern Wälder!) zuwende, möchte ich noch ein wenig bei den Säugetieren verweilen.

Bäume könnten in vielen Fällen auf Vierbeiner prima verzichten. Diese hatten sie über Hunderte von Jahrmillionen nicht auf dem Plan. Schließlich hat diese Tierklasse erst nach dem Aussterben der Dinosaurier vor 66 Millionen Jahren ihren Siegeszug angetreten und große Pflanzenfresser hervorgebracht, die auch Laub und Zweige vertilgen. Seitdem gibt es Wechselwirkungen zwischen ihnen und den Bäumen, was auch für unsere eigene Art gilt. Und weil schon unsere Vorfahren Feuerholz hackten, ist die gemeinsame Geschichte Mensch/Baum ebenfalls uralt. Das ist deshalb von Bedeutung, weil die Wälder der nördlichen Hemisphäre vergleichsweise jung sind, was mit der letzten Eiszeit zusammenhängt, oder vielmehr mit dem Ende der letzten Kaltzeit. Denn Eiszeit bedeutet, dass die Polkappen gefroren sind – ein Zustand, der ja bis heute anhält, sodass wir uns also immer noch mitten in dieser vergletscherten Phase befinden. Schwankungen innerhalb der Eiszeit werden mit Kalt- oder Warmzeit bezeichnet, und die letzte

Kaltzeit endete in Europa je nach Landstrich vor rund 10 000 Jahren.

Wo einst die Eismassen kilometerdick über den Boden schrubbten, konnte sich kein höheres Leben halten. Nach dem Abschmelzen blieb Sand und Geröll zurück, welches sich erst wieder mühsam begrünen musste. Selbst in den Gebieten, in die das Eis nicht vorgedrungen war, blieben die Temperaturen so niedrig und damit die Winter so lang, dass an Baumwachstum nicht zu denken war. Lediglich Flechten, Moose und Zwergsträucher ermöglichten Wollmammuts und Rentieren das Überleben.

Das Eis war weg, die Bäume kehrten aus ihren südlichen Refugien zurück. Natürlich nicht die Individuen, die der Eiszeit gewichen waren, sondern Nachkommen der Bäume, deren Samen Vögel nach Süden transportiert und dadurch der Population das Überleben ermöglicht hatten.

Jahr für Jahr, Kilometer für Kilometer rückte der Wald dem weichenden Eis nach Norden nach, doch gleichzeitig erschienen auch Menschen auf der Bildfläche. Sie waren ja schon Zehntausende von Jahren auf dem Kontinent unterwegs, auch während und kurz nach der Eiszeit. Ackerbauern waren sie nicht, stattdessen hatten sie fleißig gejagt, vor allem die großen Pflanzenfresser.

Zwar sind sich die Wissenschaftler noch nicht ganz einig, ob die große Aussterbewelle unter den Säugetieren während dieser kalten Phase wirklich allein durch den Menschen verursacht wurde, doch vieles deutet darauf hin, dass unsere Vorfahren zumindest stark daran beteiligt waren. So verschwand in Europa das mächtige Wollhaarmammut vor 10 000 Jahren, ebenso das Wollnashorn und zahlreiche andere große Pflanzenfresser. Auch in anderen Erdteilen geschah das Gleiche: Das Eis wich, und der Mensch trat auf. In Nordamerika hauchten so neben den Mammuts die letzten Wildpferde und Kamele ihr Leben aus.

Den zurückkehrenden Eichen und Buchen wurde also im wahrsten Sinne des Wortes Schützenhilfe durch unsere Vorfahren geleistet. Die Sämlinge der meisten Baumarten sind ein beliebtes Futter für Pflanzenfresser, was bis heute zur Offenhaltung von Heidelandschaften genutzt wird. Dort würde von Natur aus Wald wachsen; das wird jedoch per Verordnung ausgeschlossen – schließlich soll das romantische Bild einer vorindustriellen Agrarlandschaft erhalten werden. Also treibt man Schafe hinein, die dasselbe machen wie früher Wildpferde oder Auerochsen: Sie fressen die Schösslinge von Buchen und Co. und verhindern damit die Wiederbewaldung.

Möglicherweise wäre das großflächig auf der Nordhalbkugel der Fall gewesen, hätten unsere Vorfahren nicht so viel Appetit auf Fleisch gehabt. Daraus leiten Jäger heute ab, dass große, waldzerstörende Pflanzenfresser sehr wohl zur Natur unserer Breiten gehören. Ohne den Menschen würde es demnach gar keine riesigen, geschlossenen Laubwälder geben, gliche die mitteleuropäische Landschaft mehr einer Savanne. Das ist in meinen Augen jedoch viel zu kurz gesprungen. Gehörten unsere speertragenden Vorfahren nicht zur Natur? Ist die Natur der letzten 100 000 Jahre überhaupt ohne den Menschen vorstellbar? Die Frage ist natürlich deshalb so kniffelig, weil wir bei einer Verneinung auch unsere heutige Präsenz und Beeinflussung der Umwelt als ein natürliches Phänomen betrachten könnten. Ich ziehe die Grenze dort, wo der Mensch aktiv seine Umwelt umgestaltet, also mit Beginn des Ackerbaus. Diese umgestaltete Landschaft ist definitiv keine Natur mehr, genau wie forstwirtschaftlich intensiv genutzte Wälder. Von beidem konnte vor 10 000 Jahren keine Rede sein.

Andere unbeabsichtigte Waldveränderungen fanden wesentlich später ebenfalls durch Tiere statt, deren Populationen Menschen beeinflussten. In diesem Fall geht es aber nicht um die Jagd und die Reduzierung von Populationen, sondern um das genaue Gegenteil. Allerdings sind die Tiere erheblich kleiner und gehören nicht zu unserem Nahrungsspektrum: Es handelt sich um den Regenwurm. Er genießt bei uns ein einwandfreies Image. Regenwürmer verbessern den Boden, indem sie tote organische Substanz, meist Blätter von Bäumen und abgestorbene Pflanzenreste, auffressen. Da sie gleichzeitig immer ein wenig Erde mit in den Mund bekommen, verlässt ihren Darm ein fruchtbares Gemisch aus Regenwurmkot und Mineralien. Dieser krümelige Boden speichert perfekt Wasser und ist zugleich Lebensraum einer Vielzahl von Kleinstorganismen. Seine mit Schleim ausgekleideten Gänge durchlüften den Boden und sorgen dafür, dass selbst Gewittergüsse gut versickern. Für Gärtner darf er sogar als Wappentier gelten, und ein sorgsam gepflegtes Gemüsebeet zeichnet sich durch eine Vielzahl dieser tierischen Helfer aus.

Das sieht in Nordamerika allerdings ganz anders aus. Dort ramponiert der Regenwurm große Waldgebiete und sorgt sogar dafür, dass viele Pflanzen- und Tierarten gefährdet werden. Wie kann das sein?

Gerade die nördlichen Wälder sind nach der letzten Eiszeit nicht mehr von Regenwürmern besiedelt worden. Ihr Ökosystem hat sich ganz auf die Abwesenheit dieser Bodentiere eingerichtet. Kennzeichnend ist eine watteweiche Schicht aus halb verrottetem Laub, in dem angepasste Bakterien, Pilze und Milben vor sich hin wuseln. Diese dicke Schicht fressen die europäischen Invasoren ratzekahl auf und entziehen damit nicht nur den kleinen Bodentieren die Grundlage. In der Folge verschwinden nämlich auch Pflanzen, die auf diesen »Waldkompost« angewiesen sind. Zudem verspeisen die Regenwürmer nicht nur tote Substanz, sondern auch Samen und Sämlinge. Wie sich die Wälder langfristig verändern werden, ist noch nicht ganz klar, da diese Invasion ja gerade erst vonstattengeht. Dass sich die Wälder ändern werden, steht allerdings bei einer solch massiven Veränderung des Bodenlebens fest.

Und wie reist so ein Regenwurm? Ganz einfach: In der Erde von Pflanzenwurzeln, die Siedler schon vor Jahrhunderten mit in die neue Heimat brachten. Dabei müssen es nicht einmal die Würmer selbst sein, nein, es reichen schon ihre Eier, die überaus widerstandsfähig sind. Heute kommen die Angler hinzu, bei denen europäische Regenwürmer als beliebte Lebendköder gelten. Was nicht gebraucht wird, wird hinterher einfach in die Botanik geschüttet. Im Norden Amerikas haben die so Freigelassenen leichtes Spiel, weil es dort keine heimischen Regenwürmer gibt und im Boden keine Verteilungskämpfe stattfinden. Das Problem existiert mittlerweile allerdings auf allen Kontinenten. Denken Sie etwa an günstige Zimmerpflanzen aus dem Supermarkt – in deren Töpfen können Regenwürmer sehr bequem beispielsweise von China nach Europa reisen. Wenn am Ankunftsort bereits ein Ökosystem mit Regenwürmern besetzt ist, haben es die Zugereisten aber offenbar schwerer, Fuß zu fassen oder gar massive Änderungen herbeizuführen. Je gestörter allerdings die Landschaft, je mehr zum Beispiel Wälder gerodet und in landwirtschaftliche Fläche überführt wurden, desto einfacher können sich die Invasoren breitmachen.[47]

Noch eine Nummer kleiner als der Regenwurm sind Pilzsporen. Grundsätzlich gilt: Je kleiner, desto leichter werden fremde Arten eingeschleppt – ein Prozess, der existiert, seit Menschen reisen. Winzigste Partikel heften sich wortwörtlich an die Fersen der Weltenbummler und erreichen so Gebiete, die sie sonst niemals besiedelt hätten. Da wäre beispielsweise ein Pilz, der ursprünglich in Korea beheimatet war. Ob in Exportgut oder an den Schuhen von Trekkingtouristen, die

Sporen dieser Art schafften es bis nach Neuseeland und dort auf die Nordinsel.

Hier stehen im Waipoua Forest beeindruckende Koniferen. Es sind Kauribäume, uralt und mächtig. Der dickste unter ihnen, *Tāne Mahuta* genannt, hat einen Durchmesser von knapp 4,5 Metern. Sein Alter ist entsprechend hoch: Mindestens 2 000 Jahre steht er nun schon dort, doch wie lange noch, ist ungewiss. Denn der koreanische Pilzimport schickt sich an, den neuseeländischen Riesen das Lebenslicht auszublasen. Er zerstört die Wurzeln und damit den ganzen Baum, eine Hilfe durch »Baumdoktoren« ist leider nicht möglich.

Dabei hatte erst alles so gut ausgesehen. Nachdem die weißen Siedler nur wenige Kauriwälder übrig gelassen hatten, wurden diese im 20. Jahrhundert unter Schutz gestellt. Die Europäer hatten es einst nicht nur auf das Holz, sondern auch auf das wertvolle Harz abgesehen. Früher nutzten die Ureinwohner Neuseelands, die Maoris, dazu die Wurzeln abgestorbener Exemplare, in denen genug Harzklumpen enthalten waren. Sie machten Kaugummi daraus oder Farbe zum Tätowieren. Den Siedlern reichte das für ihre Geschäfte allerdings nicht; um Lack und Kleber für den Schiffbau herzustellen, ritzten sie die Bäume und schwächten sie dadurch.

Vor der Erfindung synthetischer Farbstoffe oder des Terpentins aus Erdöl galt Harz als Rohstoff der ersten Wahl – entsprechend begehrt war dieses Naturprodukt. Hinzu kam die boomende Schiffs- und Sägewerksindustrie, sodass ein Gigant nach dem anderen zu Fall gebracht wurde. Immerhin stehen die letzten Kauriwälder nun unter Schutz, zumindest was das aktive Handeln von uns Menschen angeht. Aber da wären ja noch die zugereisten Pilze mit dem sperrigen lateinischen Namen *Phytophthora taxon agathis* oder umgangssprachlich *Kauri dieback*. Sie wurden erstmals 2008 als Übeltäter entlarvt, der die Bäume befällt und zum Verwelken bringt. Besonders auffällig: Die Infektion der Bäume breitet sich entlang der Wanderwege aus. Diese Wege führen vielfach direkt über die Baumwurzeln, und als ob das nicht schon genug wäre, versuchen die Gemeinden, den Tourismus durch die Anlage weiterer Wege und Mountainbike-Parcours anzukurbeln. Da wirkt das Bemühen der Ranger, die Wanderer zum Reinigen ihrer Schuhe anzuhalten, fast schon naiv. Die Gäste gehen an den Waschstationen oft achtlos vorbei, und selbst die, die sie nutzen, mindern das Problem kaum. Pilzsporen messen zwischen 0,003 und 0,2 Millimeter, haben also Staubkorngröße. Wie sollen Touristen, die es wahrscheinlich kaum abwarten können, endlich loszuwandern, ihre Schuhe so gründlich reinigen, dass sie wirklich nichts unter die wertvollen Bäume verschleppen? Die einzige wirksame Maßnahme wäre die Sperrung der letzten Kauriwälder für Besucher, doch das lehnen Stadtverwaltungen wie die von Auckland ab – sie befürchten einen Einbruch der Einnahmen.

Mittlerweile gibt es rund um den Globus ähnliche Berichte; nur die Pilzart und die Bäume wechseln. So geht es in unseren Gefilden aktuell der Esche an den Kragen. Der Übeltäter hat sogar schon einen deutschen Namen: Falsches Weißes Stängelbecherchen. Die Sporen wurden mit dem globalen Warenhandel aus Ostasien importiert und befallen seit der Jahrtausendwende die Gemeine Esche. Über die Blätter wandert der Pilz in die Triebe und später ins Holz. Das befallene Gewebe stirbt ab, sodass zunächst dünnere Zweige und später ganze Kronenpartien verdorren.

Viele Förster beginnen nun hektisch, die befallenen Exemplare zu fällen. Das dient allerdings nicht der Bekämpfung, denn die ist schlichtweg unmöglich: Die Pilze bilden ihre Fruchtkörper auf den Rippen abgeworfener Blätter des letzten Jahres. Dort streuen die kleinen Becher ihre Sporen in die Umgebung in der Hoffnung, auf frischen, grünen Eschenblättern zu landen.

Die Baumfällungen sind der verzweifelte Versuch, wenigstens das Holz in verwertbarer Qualität zu retten. Manche Kollegen lassen sogar völlig gesunde Stämme ernten, weil sie ganzen Eschenbeständen keinerlei Chancen mehr einräumen. Damit beschleunigen sie allerdings den Niedergang der Baumart. In jedem Bestand wird ein geringer Prozentsatz gesunder oder nur schwach befallener Eschen beobachtet. Lässt man wenigstens diese robusteren Bäume stehen, dann können sie sich vermehren und ihre Nachkommen wieder gesunde Wälder hervorbringen. Doch die Sorge um die Einnahmen, verbunden mit den Angriffen des aggressiven Neuankömmlings, lassen die Eschen mehr und mehr verschwinden.

Der Doppelklang Geld/Pilz tönt damit ähnlich wie auf Neuseeland, der Charakter der Wälder ändert sich. Denn es betrifft ja nicht nur die jeweiligen Bäume, sondern ganze Lebensgemeinschaften, die ihre Grundlage verlieren. So verschwindet etwa das Weiße Stängelbecherchen, das dem Falschen Weißen Stängelbecherchen bis aufs Haar gleicht und nur über die Sporen zu unterscheiden ist. Auch der Kleine Bunte Eschenbastkäfer steht auf der Verliererseite, obwohl er das noch nicht gemerkt hat. Er befällt wie alle Borkenkäfer nur geschwächte Exemplare, und die findet er jetzt in Hülle und Fülle. Doch wenn die meisten Eschenbestände dereinst verschwunden sein werden, dann ist auch sein Schicksal besiegelt.

Mich beschleicht angesichts solcher Berichte ebenfalls ein schlechtes Gewissen. Wenn ich ferne Wälder bereise – selbst wenn es dazu dient, Umweltschützer vor Ort zu unterstützen –, bin ich dann nicht auch ein Reisevehikel für Kleinstorganismen? Immerhin benutze ich überall dieselben Wanderschuhe, und klinisch sauber sind sie nach der Rückkehr in mein heimatliches Revier definitiv nicht. Hinzu kommt, dass es ja nicht nur um Pilze geht. Sie stehen nur stellvertretend für unzählige Kleinstorganismen, die für unser Auge zwar nicht sichtbar, aber dennoch ausschlaggebend für das Funktionieren großer Ökosysteme sind.

Wie wenig wir darüber wissen, zeigt der New Yorker Central Park. Hier entnahm ein Team um Dr. Kelly Ramirez von der Colorado State University alle 50 Meter Bodenproben und untersuchte sie auf Bakterien und ähnlich kleine Wesen. Da eine Unterscheidung unter dem Mikroskop kaum möglich gewesen wäre, erfolgte eine genetische Analyse. Zu ihrer Überraschung fanden die Forscher allein 122 081 Bakterienarten, die meisten davon unbekannt.[48]

Gut, es sind »nur« Bakterien. Doch die Bedeutung von Arten im Ökosystem nimmt mit abnehmender Größe zu. Kleinstwesen im Boden sind die erste Stufe der Nahrungskette, vergleichbar mit dem Plankton der Meere. Wenn davon ein großer Teil noch nicht entdeckt, geschweige denn erforscht wurde, dann können Sie sich vorstellen, wie wenig wir eigentlich über Ökosysteme wissen.

Dummerweise sind diese Bakterien sehr klein und haften sogar noch besser an Schuhen als Pilzsporen. Durch den Warenhandel und den Fernreisetourismus werden täglich Arten kreuz und quer über den Globus verteilt und mischen dort die Karten des Lebens neu.

Bevor Sie nun ein allzu schlechtes Gewissen bekommen: So etwas macht auch die Natur. Fernreisen? Ja, neben unseren Fluggesellschaften gibt es auch tierische Airlines. Es sind die Zugvögel, die riesige Strecken zurücklegen und sich vor dem Start natürlich nicht die Füße reinigen. Dazu kommt ein anderes Verhalten, welches selbst größeren Organismen weite Reisen ermöglicht: das Staubbaden. Vögel lieben es, mit aufgeplusterten Federn Staub und Humus aufzuwirbeln und ihn dabei zwischen die Federn zu befördern. Das dient dazu, Parasiten loszuwerden, die zusammen mit der Erde wieder herausgeschüttelt werden. Dabei bleiben allerdings nicht nur

Pilzsporen und Bakterien, sondern auch Bodentierchen wie Springschwänze hängen. Sie verdanken diesen Namen ihrer Fertigkeit, sich mithilfe ihres Schwanzes hochzukatapultieren. Pro Quadratmeter Waldboden können mehr als 100 000 Exemplare davon herumwuseln. Hinzu kommen Heerscharen weiterer Arten, wie etwa Hornmilben oder Borstenwürmer. Da können sich schon einmal ein paar der Wichte zwischen die Vogelfedern verirren. Sie fliegen auf dem Vogelzug mit und werden am Ankunftsort beim nächsten Staubbad wieder abgeladen.

Manchmal werden auf diese Art und Weise auch Ökosysteme komplettiert, wie ich im eigenen Revier erfahren habe. Dort untersuchten Studenten eine ältere Fichtenplantage. Sie wollten schauen, wie sich die Artenzusammensetzung ändert. Die auf Buchen spezialisierten heimischen Springschwänze mögen Fichten nun mal nicht und sollten daher kaum zu finden sein. Grundsätzlich stimmt das auch, doch unter den Nadelbäumen tauchten Arten auf, die an Koniferen angepasst sind, mithin nicht heimisch sein können – von Natur aus gibt es bei uns nur Lauburwälder. Die einzige Erklärung für das Auftauchen nicht heimischer Springschwänze ist der Lufttransport per Vogel. Und dieser Lufttransport kann sogar Fische mitnehmen.

Ich habe im Rahmen meines Forstwirtschaftsstudiums einmal ein Pumpspeicherkraftwerk im Schwarzwald besichtigt. Dabei handelt es sich um einen künstlichen See, dessen Wasser durch Rohre ins Tal abgelassen werden kann und dabei Turbinen antreibt, die Strom erzeugen. Das wird immer dann gemacht, wenn der Strombedarf im Netz plötzlich stark ansteigt. Ist zu viel Strom in den Netzen, wird mit einem Teil davon das Wasser wieder nach oben gepumpt und so die Energie gespeichert. Ab und zu werden diese Becken geleert und gereinigt. Dabei, so berichtete mir der Leiter, fallen Tonnen

von Fischen an. Doch wie sind die dort überhaupt hineinge-
kommen? Ganz einfach: Ihre Eier reisten per Zufall im Gefie-
der von Enten mit, die irgendwann den See als ihr Revier entdeckten und dabei die blinden Passagiere abluden.

Sie sehen also, dass nicht nur der Mensch fremde Arten ein-
führt. Der Unterschied zu tierischen Mitgeschöpfen ist allerdings, dass wir in Zeiten des globalen Handelns und Reisens
die Taktrate so erhöht haben, dass sich die Natur nicht schnell
genug darauf einstellen kann. Globaler Handel ist hier das
Stichwort. Weil dieser spätestens seit den Amerikafahrten
des Christoph Kolumbus im Jahre 1492 sprunghaft anstieg,
rechnet man erst seit diesem Jahr zugereiste Arten als gebiets-
fremd.

Knapp 3 000 Pflanzen-, Tier- und Pilzarten sind laut Bundesamt für Naturschutz (BfN) seitdem hier heimisch geworden.[49] Dazu zählen auch absichtliche Importe, wie etwa
Kartoffeln, Mais oder Kürbis. Sie spielen in der Natur allerdings keine Rolle, da sie sich ohne unsere ackerbauliche Unterstützung hier nicht halten könnten. Bei rund 800 Arten
sieht das allerdings anders aus. Waschbär, Marderhund oder
das Sibirische Streifenhörnchen sind nur drei eher harmlose
Beispiele aus dem Tierreich. Über an den Schuhen mitrei-
sende Pilzsporen oder ausgekippte Regenwürmer, die Wälder
viel massiver verändern, habe ich schon berichtet. Das Ganze
wird überlagert durch Tierwanderungen, die zwar natürlichen Ursprungs sind, aber nur stattfinden, weil wir die Landschaft so stark verändert haben. Rote Waldameisen, eigentlich im hohen Norden oder in den Gebirgen beheimatet,
fassen in den Ebenen nur Fuß, weil es dort angepflanzte
Nadelwälder gibt. Hier ist auch der Fichtenkreuzschnabel
anzutreffen, auf Zapfen spezialisiert und sicher kein Freund
heimischer Buchenwälder.

Die Ökosysteme in Europa und auch weltweit erfahren aktuell ein wildes Durchmischen mit unbekanntem Ausgang. Irgendeine Form neuer Natur wird sich einpendeln, sobald der globale, ungewollte Reiseverkehr von Tieren und Pflanzen aufhört. Doch was für eine Natur das ist, kann man heute noch nicht vorhersagen.

Lassen Sie mich noch einmal auf die großen Pflanzenfresser zurückkommen. Auch heute noch durchstreifen sie die Wälder, obgleich ihre Körpergröße nicht mehr an die der Mammuts und Wollnashörner heranreicht: Rehe, Hirsche und neuerdings auch ein paar Wisente und Elche. Allein aufgrund ihrer schieren Anzahl ist ihr Einfluss auf den Wald noch ebenso stark wie in grauer Vorzeit. Geschätzte 50 Tiere tummeln sich auf einem Quadratkilometer Wald, sicher deutlich mehr als die Menge, die früher in den Urwäldern unterwegs war. Auf die Gründe für diese »Bevölkerungsexplosion« komme ich noch zu sprechen, doch zunächst möchte ich kurz das Thema Jagd anschneiden.

Der Abschuss der Tiere gilt als Mittel der Wahl, um ihrer Flut Herr zu werden. Und ich gebe zu: Auch ich habe diese Herangehensweise lange befürwortet. Bereits im Studium wurden wir mit den Unheil bringenden Auswirkungen der hohen Schalenwildbestände bekannt gemacht. Sie verdanken ihren Namen den zwei Hornklauen an den Füßen, die in der Jägersprache als Schalen bezeichnet werden. Unter diese Kategorie fallen Wildschweine, Hirsche und Rehe. Vor allem die letzten beiden bereiten vielen Förstern Sorgen, denn sie mögen Bäume. Blätter, Triebe und Rinde verschwinden in ihren Mägen und schädigen dabei nicht nur den einzelnen Baum. Da die Tiere Lieblingsspeisen haben, fressen sie bevorzugt wenige Arten wie Eichen, Buchen oder Ahorn und lassen Koniferen wie Kiefern und Fichten links liegen – zumindest deren spitze Nadeln. Dadurch breiten sich diese bei uns großflächig nicht heimischen Arten stärker aus, obwohl Buchen und Eichen sich hier viel besser durchsetzen könnten. Doch sie werden von Reh und Hirsch ständig zurückgebissen und verlieren irgendwann schließlich das Rennen.

Was liegt also näher, als einfach mit ein paar Kugeln die Waage wieder zugunsten der Laubbäume auspendeln zu lassen? So zumindest habe ich es lange Zeit gesehen und auch vehement befürwortet, obwohl ich mich dabei gleichzeitig sehr unwohl gefühlt habe. Tiere zu erschießen ist schließlich sehr brutal, und trotz aller Beteuerungen werden etliche nur angeschossen und leiden dann für Stunden oder gar Tage schwer verwundet. Mittlerweile habe ich meine Meinung geändert und denke, dass man auf die Jagd komplett verzichten könnte. Und um es ganz klar zu sagen: Das liegt nicht am Wolf! Gewiss, er und andere Beutegreifer wie der Luchs kehren in immer mehr Wälder zurück, haben Hunger auf Wildschweine, Rehe und Hirsche, doch sie allein vermögen die Flut nicht zu reduzieren. Am besten können das Jäger bezeugen, die in Gebieten mit hoher Wolfsdichte jagen. Die tierische Konkurrenz hat entgegen der Befürchtungen keineswegs dazu geführt, dass sich die Beute für bewaffnete Menschen verringerte. So berichtet das »Kontaktbüro Wölfe in Sachsen«, dass seit der Rückkehr der Wölfe keine Schwankungen der Wildbestände auf die grauen Jäger zurückzuführen seien. Zumindest die Abschusszahlen durch Jäger sind laut Statistik dieser öffentlichen Einrichtung nicht zurückgegangen.[50] Wölfe können Wildbestände danach weder ausrotten noch ansatzweise regulieren.

Wenn Sie mein Buch »Das geheime Netzwerk der Natur« gelesen haben, dann sind Sie jetzt vielleicht ein wenig irritiert. Habe ich dort nicht das wunderbare Beispiel vom Yellowstone-Nationalpark beschrieben? Dort hatten Wölfe durch ihr bloßes Auftauchen bewirkt, dass sich das ganze Flussökosystem positiv veränderte. Es war in den Jahrzehnten ohne Wölfe durch den Fraß großer Rudel von Wapiti-Hirschen stark beschädigt worden. Als die grauen Jäger zurückkehrten, bekamen es die Hirsche mit der Angst zu tun. Sie mieden fortan die Flussufer, die sich daraufhin wieder begrünten. Mit den Bäumen kehrten auch Biber und Wasservögel zurück, eine Wirkung, die sich durchaus auch hier bei uns ergeben könnte. Könnte. Denn Yellowstone ist ein fast 10 000 Quadratkilometer großes Schutzgebiet, ein intaktes Ökosystem, in dem der Mensch kaum stört. Wälder, Seen, Flüsse und ein paar Flecken mit mageren Präriegräsern, darauf baut sich die ganze Nahrungskette auf. Und die Nahrung ist es, die die Anzahl der von ihr abhängigen Tiere bestimmt. Wälder ohne Forstwirtschaft sind am Boden karg; es wachsen im Sommer nur wenige Gräser und Kräuter. Entsprechend gering ist die Anzahl großer Pflanzenfresser pro Quadratkilometer wie etwa Wapiti-Hirsche, die sich dort halten können.

Bei uns hingegen gleicht die Landschaft einem Flickenteppich, und was wir als Wald bezeichnen, sind in Wahrheit winzige Schnipsel, die in große Agrarlandschaften eingebettet sind. Diese Agrarlandschaften mögen ökologische Wüsten sein, doch sie bieten Hirsch, Reh und Wildschwein Futter in Hülle und Fülle. Getreide, Mais, Raps oder Kartoffeln, all dies mundet auch unseren vierbeinigen Mitbewohnern. So überstehen sie den Sommer bestens, die Zeit, in der sie für die Aufzucht der Jungtiere besonders viel Energie benötigen. Zum Winter hin sinkt der Bedarf, und Reh und Co. verdösen energiesparend die Tage. Dennoch müssen sie hin und wieder einen Happen fressen. Und hier helfen zwei Parteien kräftig weiter: Jäger und Förster. Beide stehen sich eigentlich unversöhnlich gegenüber. Förster möchten so viel wie möglich an jungen Bäumchen durchbringen, ohne dass diese abgefressen werden. Denn wenn der Gipfeltrieb im Rehmagen endet, dann wird aus dem beschädigten Bäumchen zwar noch ein großer Baum, allerdings ohne wertvollen Stamm. Nach dem Wildfraß muss nämlich ein Seitentrieb die Führung übernehmen, der diese Aufgabe jedoch oft nur unzureichend erledigt. Das Resultat ist ein krummer Stamm, der den Baum zwar seine ökologische Aufgabe unbeeinträchtigt erfüllen lässt, im Sägewerk hingegen nur Stirnrunzeln erzeugt: Aus einem krummen Stück Holz kann man schließlich keine geraden Bretter sägen.

Also machen die staatlichen Forstverwaltungen ordentlich Druck auf die Jägerschaft, so viel wie möglich der schädlichen Säugetiere zu schießen. Bis zu einem gewissen Grad zeigt das auch Wirkung, wie man bei Rehen, der häufigsten Schalenwildart, gut sehen kann. So erhöhten sich die Strecken (so nennt man die Zahl der getöteten Tiere) seit Jahrzehnten ständig. Waren es 1980 um die 750 000 Rehe, die ihr Leben lassen mussten,[51] so stieg die Zahl 2018 auf 1,2 Millionen.[52]

Müssen wir nun Angst um unsere Tierwelt haben? Müssten bei diesem gewaltigen Aderlass nicht eines Tages die gejagten Kreaturen auf der Roten Liste der vom Aussterben bedrohten Arten stehen? Sicher nicht, ganz im Gegenteil: Speziell die Bestände dieser bejagten Waldbewohner haben sich stark erhöht. Denn um die Tiere im Revier zu halten, ja sie überhaupt zu Gesicht zu bekommen, wird landauf, landab gefüttert. Und weil jedem Beteiligten klar ist, dass mehr Futter die Bestände erhöht, wird das Ganze einfach anders deklariert.

Wildschweinfütterungen heißen Kirrungen. Sie dienen nach offizieller Lesart der Anlockung, damit man besser schießen kann. Dazu reichen kleine Mengen (man will ja nicht füttern!), pro Futterstelle und Tag ungefähr ein Kilogramm. Da jedes Revier im Durchschnitt mehrere solcher Kirrungen betreibt, kommen pro Jahr und Quadratkilometer locker eine Tonne und mehr zusammen. Auf das Kilogramm Wildschweinfleisch umgerechnet taxierte der ökologische Jagdverband Rheinland-Pfalz die Menge auf über zwölf Kilogramm – das ist ein Mehrfaches dessen, was die Massentierhaltung zur Fleischproduktion benötigt.[53]

Ohne diese Kirrungen wäre das von den Förstern und Behörden geforderte Abschussergebnis kaum zu erzielen, wodurch wiederum die Wildbestände kräftig steigen. Denn das ist eine eiserne Regel: Jede Tierart setzt reichlich vorhandenes Futter sofort in Reproduktion um. Als ob das nicht genug wäre, beteiligen sich auch noch die Förster indirekt an der Futterbeschaffung. Wie bitte? Ja, hier musste selbst ich in den letzten Jahren umdenken, habe ich doch lange genau so argumentiert wie meine Kollegen. Dabei bin ich völlig betriebsblind durch den Wald beziehungsweise riesige Futtermengen gestapft, die, wie um auf sich aufmerksam zu machen, bisweilen sogar kräftig an meinen Hosenbeinen zogen. Es waren die Brombeeren, welche mich zum Umdenken bewogen. Sie sind für Rehe und Hirsche sehr nahrhaft, und vor allem: Sie sind auch im Winter grün. Während die meisten Bodenpflanzen entweder unterirdisch in der Wurzel oder zumindest laublos dem Frühling entgegenschlummern, behält die Brombeere ihre grünen Blätter. Sie bietet damit Pflanzenfressern gerade in der Engpasszeit im Winter eine Notnahrung. Damit hilft sie, hohe Populationen auch in der kalten Jahreszeit zu erhalten.

Doch was haben Förster und Brombeeren miteinander zu tun? Das Bindeglied ist das Licht. In einem heimischen Urwald herrscht aufgrund des dichten Kronendachs der alten Buchen nur Dämmerung am Boden. Dort wachsen kaum Gräser und Kräuter. Höchstens wenn ein Baumriese stirbt, erreichen durch die Lücke Sonnenstrahlen den Boden, können für ein paar Jahre inselartig andere Pflanzen gedeihen. Durch Forstwirtschaft mit regelmäßigen Baumfällungen entstehen alle paar Meter solche Lücken. In der Folge begrünt sich der Waldboden flächig, entstehen prächtige Gras- und Krautfluren. Hinzu kommt die Plantagenwirtschaft. Bäume in Reih und Glied, mit durch Pflanzung beschädigten Wurzeln sind nicht stabil. Speziell die Fichte wird so häufig ein Opfer der Stürme, dass weit über 50 Prozent der Bestände als ungewollte Kahlfläche enden. Und eine Kahlfläche ist die beste Wildweide überhaupt. In der heißen Sonne bauen Bakterien und Pilze den Humus ab und setzen viele Nährstoffe frei, unter anderem den Superdünger Stickstoff. Die Bodenvegetation ist dadurch besonders nährstoffreich, wie eine bestens gedüngte Weide. Hier finden sich nun alle großen Pflanzenfresser ein und weiden ab, was in den Magen geht.

Wie groß die Bedeutung dieser forstwirtschaftlich verursachten Auflichtungen ist, zeigte eine Untersuchung von Studenten in meinem Revier. Der Verbiss an jungen Bäumen durch Rehe und Hirsche ist auf Kahlflächen um das 120-Fache höher als in benachbarten alten Buchenwäldern. Da erst klingelte es bei mir, registrierte ich, dass ich mit regelmäßigen Durchforstungen selbst dafür sorgte, dass die Wildbestände immer weiter anstiegen. Damals war für mich die logische Konsequenz, die Bejagung zu verschärfen, also möglichst viele Tiere abschießen zu lassen. Neben der Tatsache, dass dies sehr viel Arbeit macht, führt es in den meisten Fällen eben auch nicht zu sinkenden Wildbeständen. Denn Rehe reagieren auf solche Bedrohungen sofort, indem sie statt ein zwei Kitze gebären und zudem das Geschlechterverhältnis verschieben: Es kommen mehr weibliche als männliche Kitze zur Welt, was die Reproduktionsrate weiter anheizt.

Für mich heißt der Königsweg heute: Die Wälder müssen wieder ursprünglicher werden. Heimische Laubbäume sind nicht so sturmanfällig und produzieren keine Kahlschläge. Weniger Durchforstungen belassen der Natur mehr Biomasse, bewirken gesündere Wälder, die durch höhere Baumzahlen dunkler werden, sodass der Bodenbewuchs zurückgeht. Und dann? Dann könnte meiner Meinung nach großflächig auf die Jagd verzichtet werden. Wir sind gegen den Abschuss von großen Meeressäugern wie den Walen, doch gleichzeitig findet an Land die schärfste Jagd aller Zeiten auf Großsäuger statt. Rund zwei Millionen Rehe, Hirsche und Wildschweine enden allein in Deutschland im Kugelhagel.[54] Wenn sich der Wildbestand wieder selbst reguliert, indem man die Arbeit der Futterverknappung den Bäumen überlässt, wäre Jagd überflüssig. Die landwirtschaftlichen Flächen, oft als weitere Futterquellen genannt, fallen in der winterlichen Notzeit aus, weil dann die Äcker brachliegen.

Ich finde, es käme auf einen Versuch an, wie etwa im Schweizer Kanton Genf. Dort entschied sich die Bevölkerung schon in den 1970er-Jahren gegen die Jagd. Wenn dann noch Wolf und Luchs ihren Job machen, dann können die meisten kleinen Laubbäume völlig unbehelligt und schön langsam im Schatten ihrer Mutterbäume groß werden.

Und noch etwas anderes würde durch eine solche Abschaffung verändert: das Verhalten von Hirschen, Rehen und Wildschweinen. Viele Menschen glauben, diese Arten wären nachtaktiv. Das sind sie jedoch mitnichten, sie haben bloß Angst, sich bei Tageslicht auf den Wiesen zu zeigen. Wissen sie doch ganz genau, dass wir Zweibeiner dann am besten sehen und somit auch schießen können. Daher verbringen die Tiere die Zeit bis zum Abend, da unsere Sichtmöglichkeiten schwinden, lieber im dichten Wald. Dort schieben sie kräftig Kohldampf und vergreifen sich in ihrer Not am Baumnachwuchs. Das wiederum ärgert die Förster, die noch mehr Druck auf die Lodenfraktion ausüben – ein Teufelskreis. Und ein besonders bizarres Beispiel dafür, wie eine bewusste Beeinflussung einzelner Naturkomponenten zu einer unbewussten Beeinflussung des gesamten Systems führt.

Das Verschleppen von Pilzen und Bakterien zeugt davon, dass wir die Konsequenzen durch unsere globalen Handels- und Reisetätigkeiten noch nicht ernst genug nehmen. Das Wildtier- und Waldmanagement durch Jäger und Förster hingegen ist von anderer Qualität. Hier glauben zwei Nutzergruppen, die heimischen Ökosysteme so gut verstanden zu haben, dass sie es besser regeln können als die Natur selbst.

Manchmal habe ich das Gefühl, dass uns ein wenig der Respekt vergangener Zeiten fehlt. Zeiten, in denen Bäume und Natur generell für unser kulturelles Leben eine viel wichtigere Rolle spielten.

Der Baum als Kultobjekt

In der Nähe meines Reviers ragt der Michelsberg aus der Landschaft. Die grüne Kuppe wird gekrönt von einer kleinen weißen Kapelle. Sie ist nicht nur ein prägendes Landschaftselement, sondern markiert auch die Stelle, an der in meiner Heimat die heidnischen Bräuche endeten. Denn auf dem Hügel standen einst Bäume, unter denen Tieropfer dargebracht wurden. Die Tradition bestand lange, sehr lange. Als ich eines Tages zwischen alten Buchen umherstapfte, bemerkte ich einen Mann, der suchend zwischen den Bäumen umherging. In der Eifel ist man wochentags als Förster immer allein im Wald, da ist ein anderer Mensch schon auffällig. Brauchte er Hilfe, hatte er die Orientierung verloren? Ich ging zu ihm hinüber, was sich als Glücksfall entpuppte. Denn der Mann war Mitarbeiter des Amts für Bodendenkmalpflege und konnte mir einiges zur Vergangenheit meines Reviers erzählen. Er war gerade auf der Suche nach einer alten römischen Wegetrasse, die sich der Wald wieder zurückgeholt hatte. Er zeigte mir, wo sich vage Spuren, rund 2000 Jahre alt, unter der Laubschicht abzeichneten.

Der alte Waldweg, »Römerweg« genannt, war also wirklich auf die Römer zurückzuführen, oder? Nein, ganz so einfach sei es nicht, widersprach mir der Forscher. Denn obwohl der Weg tatsächlich von den Südländern benutzt worden sei, hätten doch ursprünglich andere Menschen diesen Weg angelegt. Es war ein Weg zu einem Opferberg, dem Michelsberg. Dorthin hatte es die Menschen vor rund 10000 Jahren gezogen, weil sie die Kuppe mit ihrem alten Baumbestand verehrten. Erst mit dem Sieg des christlichen Glaubens über die heimischen Religionen änderte sich die Nutzung des Bergs. Wie überall im Missionsgebiet ließen die Geistlichen die alten Bäume fällen und errichteten an ihrer statt eine Kapelle an der Opferstätte. Fortan musste jeder, der den alten Ort aufsuchte, um die alten Bräuche zu pflegen, zwangsläufig auch zur christlichen Weihestätte pilgern. Das letzte Opferfeuer wurde um das Jahr 800 herum entzündet, dann war es mit den heidnischen Riten vorbei. Nein, nicht ganz.

Reste von uralten Baumkulten haben sich bis heute gehalten. So etwa in der süditalienischen Region Basilicata. Dort besteht ein Baumkult, der wohl schon Jahrtausende alt ist und möglicherweise noch aus der Steinzeit stammt. Er wurde um das Jahr 725 verboten, dennoch weiter ausgeführt und einfach in die sich ausbreitende christliche Religion integriert. Im Zentrum steht die Verheiratung von Bäumen. Es ist allerdings keine Hochzeit im herkömmlichen Sinn, denn den Riesen geht es dabei nach einer komplizierten Zeremonie an den Kragen. Am Sonntag nach Ostern rückt ein Trupp von Experten in den Wald aus, um den Bräutigam zu suchen. Es muss eine Eiche sein, hoch und gerade gewachsen. An diesem Tag wird der Baum vorerst nur gekennzeichnet, eine Woche später wird in einem anderen Gebiet nach der Braut Ausschau gehalten. Sie muss eine immergrüne Art sein, also ein Nadelbaum oder vielleicht eine Stechpalme. Ihr Schönheitskriterium ist eine prächtige, gleichmäßig geformte Krone.

Beide Bäume hauchen an Christi Himmelfahrt ihr Leben aus, denn nun werden sie gefällt. Ochsen ziehen die Stämme ins Dorf, wo sie zum Pfingstfest miteinander verheiratet werden. Dazu wird die Stechpalme auf den Eichenstamm gepfropft und fest verbunden, sodass sie nun wie ein Baum wirken. Alles verläuft langsam und nach festen Riten, unter reger Beteiligung der Bevölkerung (und mittlerweile auch Touristen).[55]

Doch auch andernorts gibt es derartige Bräuche, die ähnliche Wurzeln haben. So wird in vielen Orten ein Maibaum aufgestellt. Manchmal sogar mehr als nur einer. In meiner Heimat, der Eifel, und dem Bonner Raum sind es unzählige. Empfänger sind junge Frauen, deren Verehrer sich in der Nacht zum ersten Mai in den Wald aufmachen. Dort wird ein Baum gestohlen – ängstlichere Gemüter kaufen ihn beim Förster oder beim örtlichen Junggesellenverein, der damit seine Kasse füllt. Wer nicht bezahlt, dessen Baum wird in den frühen Morgenstunden von den Mitgliedern heimlich wieder entfernt.

Als Baumart kommt in dieser Region nur eine Birke infrage, die oft aufgrund der kalten Witterung noch nicht einmal ausgetrieben hat. Sie wird mit Papierbändern geschmückt und dann zum Haus der Angebeteten getragen – heutzutage auch im offenen Pkw-Kofferraum hingeschleift.

Ich selbst habe auch einige solcher Birken für meine Miriam gestellt, nicht immer zum Vergnügen meines zukünftigen Schwiegervaters. Dazu stolperte ich mit meinen Freunden durch den Sinziger Stadtwald, wo wir im Schein einer Taschenlampe mit stumpfen Äxten einen viel zu dicken Stamm fällten. Der Baum sollte schließlich groß sein, besser gesagt der größte in der Nachbarschaft. Tatsächlich überragte er die Dachrinne über dem ersten Stock. Dass der Wind im Laufe der nächsten Tage die Birke immer wieder gegen die Rinne schlug, hatte ich allerdings nicht bedacht. Das Anbinden am Regenrohr war ebenso ungünstig – die Beulen und der mahnende Blick vom Schwiegervater ließen ein schlechtes Gewissen aufkommen, doch das war im Mai des nächsten Jahres schon wieder vergessen, worauf das Spiel von Neuem begann.

Und der tiefere Sinn der ganzen Aktion? Wir jungen Kerle wollten unseren Mädchen einen Liebesbeweis liefern, den die ganze Nachbarschaft sehen sollte. Tief in dieser Tradition schlummerte eine uralte Bedeutung, von der sich der heutige Brauch gar nicht so weit entfernt hat. Der Maibaum wird nicht umsonst im sogenannten Wonnemonat gestellt. Der Name des Monats stammt von den Römern, die ihn der Göttin Maia widmeten. Sie steht symbolhaft für die Fruchtbarkeit. Und damit waren wir gar nicht so weit entfernt von der ursprünglichen Bedeutung.

Bei diesem Brauch habe ich selbst in späteren Jahren für den ein oder anderen Nervenkitzel gesorgt. Spannend war es damals ja auch deswegen, weil wir uns nicht vom Förster erwischen lassen wollten. Und genau als solche Schreckensperson kontrollierte ich viele Jahre lang in den Tagen vor dem 1. Mai mein Revier auf junge Männer. Birken sind eine wichtige Laubbaumart, die sich als erste auf großen Freiflächen ansiedelt. Die hatte ich in meinem Wald, weil die Stürme Vivian und Wiebke 1990 Zehntausende Fichten umgeworfen hatten. Auf den blanken Böden keimten dann als Erstes Birkensämlinge. Damals noch von vielen Kollegen als Unkraut angesehen freute ich mich über diese kostenlose Wiederbewaldung, wollte ich doch schon damals von Nadelhölzern nichts mehr wissen. 15 Jahre später rauschten dann viele schöne Birkenwäldchen im Wind. Sie waren perfekt – perfekt für die Nutzung als Maibaum. Natürlich erinnerte ich mich auch an meine Jugend und rang mir folgenden Kompromiss ab: Die Jugend der Dörfer meines Reviers kontrollierte ich nicht, sie konnte nachts ungestört auf Birkenjagd gehen. Die Nachbardörfer jedoch hatten zu fragen und für eine geringe Gebühr von zehn Euro eine Erlaubnis einzuholen.

Ein Blick in andere Länder zeigt, dass Deutschland und Italien mit ihren alten Baumkulten nicht alleine stehen. Hier ein Beispiel: Auf Zypern steht vor der Grotte der heiligen Solomoni eine Pistazie, die über und über mit Tüchern behängt ist. Es herrscht der Glaube, dass die verknoteten Stofffetzen dabei helfen, Augenleiden zu kurieren.[56]

Im keltischen Sprachraum Irlands, Schottlands und Cornwalls gibt es die sogenannten Clootie Wells. Dabei handelt es sich um Quellen, neben denen ein Baum steht. In diesen werden wie auf Zypern Stoffstreifen gebunden. Diese Zeremonie soll dabei helfen, Krankheiten zu überwinden,[57] weswegen die Bäume auch manchmal Wishtree genannt werden.

Weitverbreitet im christlichen Raum sind Osterfeuer. Sie sind die letzten Relikte germanischer Kulte, die neben der Baumverehrung auch derartige Feuer beinhaltete. Mit der Christianisierung wurden sie einfach übernommen und fortan in die vorösterlichen Abläufe integriert. Doch immer, wenn Sie solche Feuer sehen, sehen Sie gleichzeitig auch ein spätes Aufflammen der alten germanischen Naturreligion.

Es gibt aktuell zwar eine starke Sehnsucht nach mehr Naturverbundenheit, vielleicht sogar nach den Naturreligionen, doch in den letzten Jahrzehnten sind wir extrem rational-wissenschaftlich geprägt worden. Das zeigt sich nicht zuletzt in den abnehmenden Mitgliederzahlen der großen Kirchen. Um sich dennoch der Natur wieder anzunähern, kann es hilfreich sein, den Weg der Philosophie zu beschreiten. Und da ich selbst von diesem Fachbereich herzlich wenig Ahnung habe, lag es nahe, das Gespräch mit einem Experten zu suchen.

Die Grenze zwischen Tier und Pflanze fällt

Im Jahre 2018 fragte die *Süddeutsche Zeitung* bei mir an, ob ich Interesse an einem Gespräch mit dem Philosophen Emanuele Coccia hätte, der ein Buch über Pflanzen geschrieben hatte. Da ich mich ohnehin gerne mit Wissenschaftlern aus den verschiedensten Bereichen austausche, sagte ich gerne zu. Das war eine gute Entscheidung. Denn Coccia gab mir die Möglichkeit, Bäume aus einem völlig neuen Blickwinkel zu betrachten, einem Blickwinkel, der mich in vielem bestätigte, in anderen Bereichen dagegen noch nachdenklicher machte.

Zur Vorbereitung auf das Gespräch bekam ich vom Verlag sein Buch »Die Wurzeln der Welt« zugeschickt. Und das hat es wirklich in sich. Denn es stellt unsere Sichtweise auf die belebte Welt komplett auf den Kopf, mit den Pflanzen ganz oben und uns ganz unten im Gefüge. In letzter Zeit hatte ich mich selbst mit dem Thema intensiv beschäftigt. Ein Ranking in der Natur, eine Rangliste nach Wichtigkeit oder gar Überlegenheit empfand ich als überholt, denn es verstellt uns den Blick auf die Natur, lässt alle anderen Arten um uns herum primitiver und irgendwie unfertig erscheinen. Dass der Mensch immer als Krone der Schöpfung dargestellt wird, das Tierreich in höhere und niedere Wesen eingeteilt und die Pflanzen endgültig abgehängt und unten angesiedelt werden, befremdete mich schon lange.

Als umso erfrischender empfand ich die Diskussion mit Emanuele. Er kam zusammen mit einem Journalisten und einem Fotografen von der *Süddeutschen Zeitung* in unsere Waldakademie, bärtig, klein, mit blauem Anzug und blau karierter Krawatte, also absolut nicht outdoormäßig. Und das, obwohl wir vereinbart hatten, zusammen in den Wald zu gehen. Coccia ist eben ein eigenwilliger Querdenker und demonstriert dies gerne auch über seine Kleidung. Nebenbei spricht er fließend Deutsch, weil er unter anderem in Freiburg studiert und gearbeitet hat.

Nach einem ersten Kaffee waren wir schnell beim Thema – den Bäumen und den Pflanzen im Allgemeinen. Coccia vertrat die Auffassung, dass unsere Ordnung der Biologie wissenschaftlich nicht zu begründen sei. Sie trüge vielmehr eine starke theologische Prägung, sei dominiert von der Vorstellung des herrschenden Menschen und der Umwelt, die er sich zum Untertan machen solle. Hinzu komme ein seit Jahrhunderten bestehender Drang, alles und jedes einzuordnen. Beides zusammen führe zu einem Ranking, in dem der Mensch oben, die Tiere in der Mitte und die Pflanzen ganz unten stünden. Ich hörte fasziniert zu, sprach er mir doch absolut aus dem Herzen. Mir wäre es lieber, so sagte ich Coccia, wenn die Wissenschaft andere Wesen nebeneinander kategorisieren würde. Das würde ebenfalls eine Ordnung, eine Sortierung zulassen, ohne dabei allerdings in irgendeiner Form zu werten. Er stimmte mir sofort zu. Auch aus seiner Sicht sei die aktuelle Ordnung der belebten Welt keine wissenschaftliche, sondern eher eine kulturhistorisch und religiös bestimmte Hierarchie. Die harte Grenze zwischen Tier und Pflanze existiere für ihn nicht, denn seiner Meinung nach könnten selbst Pflanzen Empfindungen haben und sie sogar reflektieren. Mit dieser Meinung steht er nicht allein, wie Sie gleich noch sehen werden.

Die Akzeptanz für neuere Erkenntnisse über die Empfindungsfähigkeit der Pflanzen, die Abschaffung einer qualitativen Rangordnung stößt aber nicht nur auf Widerstand in konservativen wissenschaftlichen Kreisen, sondern schafft auch neue emotionale Probleme. Eine typische Frage, die sich aus solchem Denken ergibt, lautet: Was sollen wir denn dann

noch essen? Fleischesser können sich den hämischen Seiten-
hieb auf Veganer nicht verkneifen, die nach diesem Kenntnis-
stand mit ihrer ausschließlich pflanzlichen Ernährung ebenfalls Leid erzeugen. Doch damit sind wir auf dem Feld der
Moral, und Moralismus ist, so Coccia, der größte Feind der
Wissenschaft. Die Grundlagenforschung stellt ja zunächst
einmal nur etwas fest, ohne daraus eine Bewertung abzulei-
ten. Diese Bewertung wäre dann ein Fall für die folgende po-
litische Diskussion, wie wir sie seit Jahrzehnten für die Tier-
haltung kennen.

Doch noch sitzt offenbar vielen die Angst im Nacken vor
den Konsequenzen für das eigene Weltbild. Und so werden
die aktuellen Erkenntnisse zu Pflanzen und ihren Fähigkeiten
oft mit dem Begriff der Esoterik abqualifiziert.

Letztendlich ist es genau das, was eine wirkliche Annäherung
an den Wald und die Bäume erschwert: das kleine Männchen
im Kopf, das fortwährend »Esoterik!« schreit. Mein Buch
»Das geheime Leben der Bäume« wurde anfangs sogar vom
Buchhandel in die entsprechende Abteilung einsortiert, obwohl es ausschließlich auf Fakten basiert. Es war mein Er-
zählstil, der als unwissenschaftlich gilt. Er ist auch manchen
forstlichen Fachleuten zu emotional, weshalb sie das Buch als
unseriös bezeichnen. Glücklicherweise löst sich diese gedank-
liche Sperre langsam, was auch an den Bemühungen vieler
Universitäten sichtbar wird. Dort gibt es zunehmend Beauf-
tragte, die Forschungsergebnisse mit genau diesen sprachli-
chen Stilmitteln in eine auch für Laien verständliche Sprache,
etwa für Pressemitteilungen, übersetzen. So kann ihr Geldge-
ber, nämlich die Bevölkerung, auch an den Forschungsergebnissen teilhaben. Dennoch ist es ein zögerlicher Prozess, und
unliebsame Erkenntnisse werden gerne mit dem Hinweis auf
die Esoterik diskreditiert.

An dieser Stelle erscheint es mir sinnvoll zu klären, was der

Begriff Esoterik überhaupt bedeutet. Der Duden definiert ihn als »…weltanschauliche Bewegung, Strömung, die durch Heranziehung okkultistischer, anthroposophischer, metaphysischer u. a. Lehren und Praktiken auf die Selbsterkenntnis und Selbstverwirklichung des Menschen abzielt«. Andere Definitionen erklären Esoterik als Spiritualität nicht religiöser Art.

Bleiben wir beim Duden und nehmen die einzelnen Komponenten der Definition auseinander. Okkultismus behandelt übersinnliche Phänomene und wird manchmal sogar als Synonym für Esoterik verwendet, mindestens aber stark überlappend. Das ist ein klassischer Fehler in Definitionen: Einen Begriff mit einem Synonym zu erklären ist keine Erklärung, wodurch wir die okkultistischen Lehren in der Duden-Definition schon einmal streichen können. Macht es der Begriff der Anthroposophie besser? Sicher nicht, denn auch er beinhaltet eine zentrale übersinnliche Komponente in Bezug auf den Menschen und seine Entwicklung. Dann bleibt noch die Metaphysik. Und auch hier sind wir im Bereich des nicht Beweisbaren, des nicht sinnlich Erfassbaren – also des Übersinnlichen. Zwar geht es bei der Metaphysik eher um philosophische Fragen (wie etwa: Gibt es Gott? Wer erschuf das Weltall?), dennoch kann der Begriff zur Erklärung der Esoterik nicht viel beisteuern. Was bleibt, ist ein nebulöser Eindruck eines Spirituell-Übersinnlichen, was in unserer Zeit eher als Schimpfwort genutzt wird. Und dieses Schimpfwort wird doch ausgerechnet im Bereich konventioneller Forschung eingesetzt, die per Definition im krassen Gegensatz zur Esoterik steht. Schließlich versucht sie, Dinge zu beweisen und nicht bloß Behauptungen aufzustellen. Benutzt wird dieses Kritikmittel manchmal dann, wenn revolutionäre Forschung lieb gewonnene Vorstellungsgebäude einreißt.

Mit dem Begriff Esoterik wird vieles abgewertet, was wir uns noch nicht vorstellen können. Und wir können uns vieles nicht vorstellen, speziell was Pflanzen betrifft. Jemand, der das hingegen sehr wohl kann, ist František Baluška. Ich habe den Bonner Professor bereits im vorherigen Kapitel zitiert, und im Oktober 2018 war es dann so weit: Ich besuchte ihn an seinem Arbeitsplatz. Pflanzenforschung in seinem Sinne, das stellte ich mir sehr aufregend vor. Gut ausgestattete Labore, überall Pflanzen, die mithilfe aufwendiger Apparaturen überwacht wurden und schließlich ihre Geheimnisse preisgaben – das wollte ich unbedingt sehen.

An einem sonnigen Nachmittag parkte ich mein Auto vor dem Institut. Mit dem muffig riechenden Aufzug fuhr ich in den vierten Stock, danach sollte ich (laut E-Mail von Baluška) rechts vom Aufzug über eine Holztreppe zu seinem Büro gelangen. Geradeaus ging es zu typischen einheitlich grau gepflegten Institutsräumen, rechts über die Holztreppe in einen abgelegenen Winkel des großen Gebäudekomplexes. Oben im kleinen Flur begrüßte mich František Baluška mit seinem starken slowakischen Akzent. Er führte mich in den Besprechungsraum, und wir setzten uns nebeneinander an einen riesigen runden Tisch. Ich war sehr gespannt, schließlich hatte ich die Arbeiten Baluškas in meinem Buch über Bäume zitiert und erwähnte auch bei Veranstaltungen immer wieder seine bahnbrechenden Forschungen. Deren Ergebnisse klingen so fantastisch, dass ich manchmal nicht mehr recht wusste, ob ich sie wirklich richtig interpretierte und in Alltagssprache übersetzte. Diese Sorge konnte mir Baluška allerdings gleich nehmen.

Eines unserer ersten Themen war das Schmerzempfinden von Pflanzen. Forstkollegen verdrehen nur die Augen, wenn ich erzähle, dass es Fichten wehtut, wenn sie von Borkenkäfern attackiert werden. »Natürlich kann eine Pflanze, können Bäume Schmerzen empfinden«, antwortete der Professor auf meine Frage. »Jedes Lebewesen muss das können, um richtig reagieren zu können!« Er führte aus, dass entsprechende Hinweise sogar auf molekularer Ebene zu finden seien. Ähnlich wie bei Tieren produzieren Pflanzen Substanzen, die Schmerzen unterdrücken könnten. Wozu das notwendig sein sollte, wenn es gar keine Schmerzen gäbe, erschließe sich ihm nicht. Und er wartete mit noch ganz anderen Entdeckungen auf. In Südamerika wächst eine Schlingpflanze, die sich dem Baum oder Strauch, an dem sie emporklimmt, anpasst. Ihre Blätter sehen immer genauso aus wie die der Trägerpflanze. Nun könnte man meinen, dass dies vielleicht chemisch gesteuert wird. So könnte die Schlingpflanze Duftstoffe des Strauchs empfangen und dann genetisch vorprogrammiert die Blattform ändern. Drei verschiedene Blattformen seien bisher bekannt. Doch dann kam ein Forscher auf die Idee, eine Pflanze aus Kunststoff mit Plastikblättern zu basteln und darauf unser pflanzliches Chamäleon anzusiedeln. Und siehe da – auch diese Blattformen wurden imitiert. Für František Baluška ist das ein klarer Beweis dafür, dass diese Pflanze sehen kann. Wie sonst sollte sie Kenntnis über eine Form bekommen, die ihr völlig unbekannt ist? Die üblichen Verdächtigen wie chemische Botenstoffe, die von der Trägerpflanze verströmt werden, oder elektrische Signale zwischen beiden Pflanzen scheiden ja in diesem Fall aus. Und er geht noch weiter: Seiner Meinung nach ist es denkbar, dass alle Pflanzen sehen können.

Bei Bäumen war mir bisher nur geläufig, dass es ein Hell-Dunkel-Sehen gibt. Bei Birken und Eichen ist ein Schlafverhalten erforscht; Buchen können die Tageslänge messen – all das erfordert Lichtrezeptoren, die ihre Signale an den Baum weiterleiten und den gesamten Organismus zum Handeln bewegen. Von Sehen im Sinne vom Erkennen von Formen oder Farben ist das allerdings noch sehr weit entfernt. Und nun das: Pflanzen, die genau so etwas registrieren und ihr Verhalten entsprechend ändern, das empfand ich als sensationell.

Baluška wies mich auf Forschungsarbeiten hin, die die Cuticula, die oberste Schicht der Blätter, untersuchen. Diese

Schicht sei bei den allermeisten Pflanzen völlig durchsichtig, was absolut nicht sinnvoll sei, solange es nur um die Sammlung des Lichts zur Zuckerherstellung ginge. Denn dann müssten diese Zellen mit Chloroplasten, den Organen für die Fotosynthese, ausgestattet sein – schließlich fällt hierhin das meiste Sonnenlicht. In tieferen Lagen des Blattes ist die Ausbeute logischerweise schon etwas geringer. Doch die Cuticula ist durchsichtig, also quasi verschwenderisch, und nicht nur das. Bei etlichen Pflanzen ist sie linsenförmig aufgebaut und bündelt damit das Licht – funktionell ähnlich unserer Augenlinse. Eine Lichtbündelung nur zu Zwecken der Fotosynthese erscheint mir nicht logisch, denn dann könnte die Cuticula die Strahlen auch einfach durchlassen. Durch die Bündelung werden es ja nicht mehr, das Licht fällt lediglich konzentrierter, oder besser: fokussierter auf den Zellboden.

Blätter als Augenpendant? Das ist ein gewöhnungsbedürftiger Gedanke, zumal der Baum seine »Augen« mit dem herbstlichen Laubfall ja regelmäßig abwirft. Sind Blätter also Wegwerfaugen? Gewissermaßen trifft das zu, doch die Nutzungsdauer von rund sechs Monaten unter europäischen Klimaverhältnissen ist schon relativ lang, wenn wir das mit einigen Tierarten vergleichen. Fliegen etwa benutzen ihre Augen kaum länger als einen Monat, ganz einfach, weil das ihrer Lebensdauer entspricht. Und Eintagsfliegen haben ihren Sehapparat nach der Umwandlung von der Larve in das Fluginsekt teilweise noch nicht einmal den namengebenden einen Tag in Gebrauch – dennoch sind es richtige Augen.

Bei Bäumen kommt hinzu, dass Blattzellen, einmal angelegt, für die ganze Vegetationszeit Bestand haben, also vergleichsweise langlebig sind. In unserem Auge hingegen findet partiell ständig eine Erneuerung statt: So wird etwa die äußere Hornhaut alle sieben Tage komplett durch neue Zellen ersetzt.[58]

Das Schmerzempfinden von Pflanzen und nun die Hypothese, dass diese womöglich sogar sehen können, müsste doch eigentlich die ganze wissenschaftliche Gemeinde in helle Aufregung versetzen, oder? Auf diese Frage hin wurde die Stimmung etwas gedämpfter. Ich war davon ausgegangen, dass Pflanzenneurobiologie ein aufstrebender wissenschaftliche Zweig sei. Professor Baluška schüttelte den Kopf. »Deutschland war einmal sehr stark in diesem Forschungszweig. Mittlerweile gibt es aber kaum noch Gelder für weitere Untersuchungen.« Außer ihm gäbe es praktisch niemanden mehr, der sich mit der Thematik intensiv beschäftigt. Und damit könne dieser Zweig der Wissenschaft zum zweiten Mal in Vergessenheit geraten. Das erste Mal sei dies schon zu Darwins Zeiten passiert.

Charles Darwin hatte Wurzeln untersucht und schon damals postuliert, dass die Spitzen wie die Gehirne einfach aufgebauter Tiere funktionieren könnten. Wurzeln besitzen »kleine Gehirne«? Die harte Grenze zwischen Tier und Pflanze hätte schon zu seinen Zeiten fallen können. Hätte. Denn die Forschungen wurden 100 Jahre lang auf Eis gelegt und erhielten einen weiteren Stoß, von dem sie sich bis heute nicht erholt haben.

Der Stoß kam in Form eines bereits 1973 erstmals erschienenen gut gemeinten Buchs daher, das den Titel »Das geheime Leben der Pflanzen« trug und dessen Autoren Peter Tompkins und Christopher Bird sind. Es basiert nicht nur auf harten Fakten, sondern auch auf Experimenten, die nicht wiederholbar sind und stark ins Esoterische (was war das noch mal?) abgleiten. Egal wie man zu diesem Buch steht – es sorgte dafür, dass die Erforschung der Pflanzen in Bezug auf Reize und Informationsverarbeitung für Jahrzehnte ins Abseits geriet. Doch alle Schuld auf das Buch zu schieben wäre zu kurz gegriffen. Zum einen hätte sich die Forschung davon nicht beeindrucken lassen müssen, da es nur eine von vielen

Meinungen darstellt. Zum anderen scheint die Zunft nur darauf gewartet zu haben, endlich diesen lästigen Zweig der Erkenntnis absägen zu können.

Es gibt aber noch ein ganz anderes Problem, wie František Baluška erläuterte. Sämtliche Forschungen zu Nerven, Gehirn und Phänomenen wie Schmerzen seien zuerst beim Menschen gemacht worden. Dadurch seien alle wesentlichen Begriffe der Biologie besetzt worden. Die Definitionen könnten somit nicht wissenschaftlich korrekt auf Pflanzen übertragen werden, die ganz ähnliche Strukturen und Prozesse zeigten. So sei Neurobiologie für Tiere reserviert, weshalb eine entsprechende Zeitschrift über Pflanzenforschung auch *Plant Signaling and Behavior* und nicht etwa *Plant Neuroscience* heiße. Mir kam sofort der Gedanke, dass man Philosophie und Biologie stärker vernetzen sollte. Denn das, was Emanuele Coccia zu dem Thema denkt, deckt sich mit den Aussagen Baluškas.

Der Weg zu einer größeren Harmonie zwischen allem Lebendigen ist lang, wie uns jeden Tag vor Augen und Ohren geführt wird. Denn auch unsere Sprache ist Ausdruck davon, wie sehr wir zwischen Pflanzen und Tieren unterscheiden. Was wir unter Tierschutz verstehen, ist klar: Alles, was hilft, die Bedürfnisse von Tieren juristisch und auch praktisch durchzusetzen. Die Massentierhaltung gehört sicher nicht dazu, auch nicht die Medikamente, die durch die Enge der Ställe und die riesige Zahl der dort gehaltenen Tiere erforderlich werden.

Bei Pflanzen sieht das jedoch ganz anders aus. Dort bedeutet Pflanzenschutz mitnichten, dass Pflanzen geschützt werden sollten. Nein, man versteht darunter einen Teil der konventionellen Landwirtschaft, der darum bemüht ist, Einbußen durch Konkurrenzvegetation, Insekten oder Pilze mit allen, auch härtesten chemischen Mitteln abzuwehren. Glyphosat ist so eine Wunderwaffe, deren ausschließliche Aufgabe darin besteht, Pflanzen zu töten.

Ein weiteres Beispiel sind Baumfällungen. Wie sehr sie in den Wäldern sprachlich verformt wurden, mag ein kleines Gedankenexperiment zeigen. Was würden Sie dazu sagen, wenn Metzger sich künftig als Tierpfleger bezeichnen würden? Sie begründeten fortan ihr Handwerk mit ihrer Sorge dafür, dass den überlebenden Schweinen und Rindern durch die fortwährenden Entnahmen aus dem Stall dort mehr Platz belassen würde. Sie könnten sich artgerechter entwickeln und würden zudem ständig verjüngt, was sich positiv auf den Gesundheitszustand auswirken würde. Klingt das bizarr?

Ich würde eher sagen, dass Metzger noch ein wenig PR von Förstern lernen könnten. Denn Bäume gelten als fast so sympathisch wie große Säugetiere, etwa Elefanten. Mit beiden möchten die meisten Menschen sehr vorsichtig umgehen, so viele von ihnen wie möglich schützen. Dementsprechend gilt herzloser Umgang mit diesen Wesen als Frevel. Das führt bei Bäumen dann zu verharmlosenden Bezeichnungen für harte Eingriffe. Durchforstungen etwa, bei denen bis zu 20 Prozent der Bäume eines Bestandes gefällt (oder geradlinig ausgedrückt: getötet) und verarbeitet werden, bezeichnen Förster als Waldpflege. Der geschaffene Platz käme schließlich den verbleibenden Bäumen zugute. Doch diese Bäume brauchen nicht mehr Platz, sondern eine funktionierende Sozialgemeinschaft.

Zur Ehrenrettung der Förster muss man sagen: Sie erzeugen das Holz, welches wir alle konsumieren wollen, etwa als Papier für dieses Buch. Und dafür müssen Bäume sterben, was wiederum kaum jemand möchte. Das Ganze wird von Förstern als Schlachthausparadoxon bezeichnet (und damit vergleichen sie sich tatsächlich mit Metzgern): Viele Menschen essen gerne Schnitzel, doch niemand mag mit dem Leiden von Schweinen und deren Schlachtung konfrontiert werden. Was die Förster jedoch bis heute nicht verstanden haben, ist, dass sie sich mit ihrem Handeln tatsächlich in dieses Phänomen einreihen. Die Forstverwaltungen brauchen nicht eine andere PR, sondern ein anderes Naturverständnis. Erst nach ihrem Eingeständnis, dass sie Naturnutzer und nicht -bewahrer sind, kann eine echte öffentliche Diskussion um das Thema Wald und Holz stattfinden.

Es gibt keine Waldnutzung oder allgemein keine Naturnutzung ohne Zerstörung, die Frage ist lediglich, wie viel wir unserem Ökosystem zumuten möchten. Eine schwierige Frage, die auch ganz viel mit Verzicht zu tun hat. Je weniger Holz wir nutzen, desto mehr Wald kann unter Schutz gestellt werden.

Ich selbst bewirtschafte mit meinem Team der Waldakademie ebenfalls Wald, und ja, auch dort lassen wir Bäume fällen. Mittlerweile weiß ich, dass wir dort nichts Gutes für die Natur, sondern für Menschen machen. Daher kann die Maxime nur lauten, so wenig wie möglich zu stören, nur im Notfall in natürliche Prozesse einzugreifen. In der Praxis heißt das: Es wird nichts mehr gepflanzt, sondern das genommen, was von Natur aus dort wächst. Bei uns sind das Laubbäume wie Eichen und Buchen, durchsetzt mit einer Reihe anderer Arten wie Hainbuche oder Ahorn. Kahlschläge und Insektizideinsätze sind tabu, Pferden wird der Vorzug vor schweren Maschinen gegeben. Bäume dürfen auf mindestens zehn Prozent der Fläche in Reservaten ungestört alt werden, und dennoch: Selbst mit diesen Grundsätzen bin ich immer noch kein Waldpfleger, sondern ein Holzproduzent.

Je mehr ich über die Unterschiede konventioneller Forstwirtschaft zu ursprünglichen Waldökosystemen nachdenke, desto mehr komme ich zu dem Schluss, dass diese Unterschiede auf einem großen Missverständnis beruhen. Auch konventionelle Förster glauben ja, dass sie das Ökosystem schützen und durch ihre Bewirtschaftung natürliche Prozesse nachbilden oder höchstens abkürzen. Doch das Verständnis dieses Ökosystems gründet sich auf eine andere Philosophie über natürliche Prozesse, kurz auf eine andere Definition von Evolution. Und diese Definition geht auf Charles Darwin und seine Kollegen zurück, die den Begriff »Survival of the fittest« prägten. Damit ist allerdings nicht gemeint, dass jeder gegen jeden kämpft und sich der Stärkere durchsetzt. Nein, es geht dabei nur um die Möglichkeit, in der Umwelt gut zurechtzukommen und sich erfolgreich zu vermehren. Das ist aber etwas ganz anders und bedeutet zum Beispiel, dass auch Sozialgemeinschaften in der Natur sehr erfolgreich sein können. Das beweisen nicht nur Bäume oder Wölfe, sondern nicht zuletzt unsere eigene Art. Die angemessene Übersetzung der englischen Definition muss daher »Überleben des Passendsten« (englisch to fit = »passen/d« und nicht fit im Sinne von stark) heißen, also derjenigen Art, die unter den aktuellen Gegebenheiten am besten zurechtkommt. Ansonsten hieße Evolution ja, dass sich immer stärkere und damit vielleicht auch aggressivere Arten durchsetzen würden. Zudem sollte bei letzterer Lesart zu erwarten sein, dass frühere Arten unterentwickelt gewesen wären. In Wahrheit waren sie auf die damals herrschenden Bedingungen bestens angepasst. Doch weil Natur stets im Fluss ist, Kontinente wandern und das Klima schwankt, ist auch das Auftreten und Verschwinden von Arten keine Entwicklung im Sinne von Verbesserung, sondern lediglich im Sinne von Anpassung an neue Umweltbedingungen.

Ich zumindest habe das früher völlig anders verstanden, habe gedacht, dass sich Arten immer perfekter fortentwickeln bis hin zu unserer eigenen. Damit war es nach diesem überholten Verständnis ein logischer Schluss, dass der Mensch die

Krone der Schöpfung sei. Wissenschaftlich betrachtet ist dieser Schluss jedoch falsch; seine Bedeutung bis heute ist nur kulturell-religiös zu erklären. Und damit sind wir bei Bäumen völlig auf dem Holzweg, so wie viele Förster.

Für sie kämpfen die Bäume nicht nur unterschiedlicher Arten, sondern auch innerhalb einer Art um Licht, Wasser und Nährstoffe. In diesen Kampf, der ihrer Meinung nach in ungestörten Wäldern abläuft, greifen sie in Wirtschaftswäldern ein. Man könnte auch sagen, dass sie sich als Schiedsrichter betrachten. Ich habe schon oft gehört, dass die heimischen Wälder ihrer Meinung nach ohne sie nicht überlebensfähig wären. Dazu muss man sagen: Bäume gibt es seit über 300 Millionen Jahren, den modernen Menschen seit 300 000 Jahren, geregelte Forstwirtschaft dagegen erst seit 300 Jahren. Die meiste Zeit sind Wälder ganz offenbar bestens ohne menschliche Schiedsrichter ausgekommen – zumal sie sich ja überhaupt nicht streiten.

Und damit komme ich noch einmal auf Emanuele Coccia zurück. Er bedauert, dass wir 100 Jahre lang Natur als großen Krieg gesehen haben, in dem jeder gegen jeden kämpft. Doch Natur sei nicht Krieg, so Coccia, nein, sie sei im Gegenteil geprägt von Solidarität.

Dem kann ich nichts hinzufügen.

Die Sprache des Waldes

Unsere starke Beziehung zum Wald findet ihren Widerhall in unserer Sprache. Eine erste Verbindung offenbart das Buch, das Sie gerade in den Händen halten. Damit meine ich nicht das spezielle Produkt, sondern die Bezeichnung »Buch«. Denn spürt man dem Ursprung des Begriffs nach, dann stößt man auf die Gebrüder Grimm. Sie beschrieben in ihrem 1860 herausgegebenen Deutschen Wörterbuch, dass schon die alten Germanen Zeichen auf hölzerne Bretter ritzten. Und da diese oft aus Buche gewesen seien, ging der Name für solche Schreibtafeln von der Baumart auf das Gebrauchsobjekt über – das Buch.

Doch möglicherweise entstand die Bezeichnung sogar noch viel früher, nämlich als Runen auf hölzerne Stäbe aus Buche geschnitzt wurden. Hölzerne Stäbe aus Buche? Schon sind wir eine Ebene tiefer, nämlich bei den Buchstaben, deren Wortherkunft hier noch viel klarer nachzuvollziehen ist. Noch sind sowohl diese als auch die Feststellung der Gebrüder Grimm nicht mit letzter Gewissheit belegt, doch ich finde den Gedanken schön, dass jedes Buch den geschichtlichen Blick zurück in den Wald weist.

Während das Wort »Buch« bis auf einen Buchstaben identisch mit der Baumart ist, ist in anderen Wörtern die Herkunft wesentlich besser versteckt, so etwa beim Begriff »Treue«. Er geht auf Bäume und hier konkret auf die Eiche zurück. Eichenholz ist hart und widerstandsfähig gegen Witterungseinflüsse, genau wie dies auch menschliche Beziehungen im übertragenen Sinne sein sollten. Das Ursprungswort aus dem Indogermanischen lautete »dreu« oder »dru« und stand für die Eiche.

Es findet sich abgewandelt auch im Englischen für »wahr« *(true)* und taucht selbst in Begriffen wie »Truhe« auf – einem festen Holzkasten, in dem wichtige Dinge verwahrt wurden.[59]

Bei Redensarten ist die Anlehnung an den Wald offensichtlicher, selbst wenn sie mittlerweile aus der Mode gekommen sind. So etwa die Beschreibung »Sie zittert wie Espenlaub«. Espe oder Aspe ist ein Synonym für Zitterpappel. Deren Blätter sind an verdrehten Stielen so aufgehängt, dass sie schon beim leisesten Windhauch anfangen zu zittern. Möglicherweise können sie so besser belichtet werden und damit mehr Zucker produzieren, jedenfalls gibt es diese auffällige Reaktion bei keiner anderen Baumart. Doch wer kennt noch das Zittern von Espen? Vor langer Zeit zumindest muss das so geläufig gewesen sein, dass gleich jeder eine Vorstellung davon hatte, wie sehr ein Mensch beben musste, um dieser Baumart zu gleichen.

Auch in alten Ortsnamen ist unsere Verwurzelung mit dem Wald noch gut zu erkennen – oder besser: unsere Entwurzelung. Denn die Siedlungen fraßen sich in grauer Vorzeit in die Wälder, um Platz zu schaffen für Gebäude und Ackerland. Mitte des 8. Jahrhunderts war Mitteleuropa noch zu 90 Prozent bewaldet und zwar mit Urwald. Eine wie auch immer geartete Forstwirtschaft gab es zu dieser Zeit noch nicht, weil keine Notwendigkeit bei geringer Bevölkerungsdichte und schier unendlichen Wäldern dazu bestand. Landwirtschaftliche Fläche war dagegen Mangelware und musste der Natur aufwendig abgetrotzt werden. Es standen ja nicht nur die Bäume im Weg, nein, da waren auch noch die Wurzeln. Jede einzelne wurde ausgegraben und anschließend mit Ochsengespannen herausgezogen. Ohne diese Arbeiten wäre jeder Pflug schon nach wenigen Metern hängen geblieben. Kein Wunder, dass unsere Vorfahren anschließend durch die Namensgebung an die Urbarmachung erinnern wollten.

So findet sich zum Beispiel selbst die Art der Rodung in manchen Ortsnamen wieder. Wurden etwa nur die Bäume gefällt oder abgebrannt, ohne die Wurzeln zu entfernen, dann nannte man das im Alpenraum »schwenden«. Für den Ackerbau war die Methode ungeeignet, doch als Viehweide taugte das einfache Verfahren, weil dort eine Bodenbearbeitung nicht vorgesehen war. Dieses Schwenden taucht entweder gleich als Ortsname auf, etwa in Baden-Württemberg und Bayern, oder als Anhängsel in Siedlungen wie Herrenschwand oder Untergschwandt. Viel häufiger jedoch wurden komplette Rodungen in den Namen verewigt. Abgewandelte Formen finden sich in Bayreuth, aber auch in Stockum – hier lassen die Baumstümpfe (Stock) grüßen, die nach der Fällung übrig blieben.

Bei neueren Begriffen im Zusammenhang mit der Natur hat sich in den letzten Jahren die konservative Wissenschaft durchgesetzt. Emotionen sind out, es lebe die technische Beschreibung. So werden die Wirkungen des wunderbaren Netzwerks des Lebens mit »ökosystemare Dienstleistungen« beschrieben. Das klingt weniger nach Paradies als vielmehr nach dem Leistungskatalog eines Handwerkers. Und knüpft damit nahtlos an die Diskussion an, die ich mit Emanuele Coccia führte – alle Geschöpfe sind Diener des Menschen, haben Leistungen zu erbringen und sich in die Rangordnung zu fügen. Ihr Schutz dient damit lediglich dem Erhalt unseres Wohlbefindens.

Selbst wenn Sie das nicht so sehen, können Sie sich kaum gegen Emotionen wehren, die Worte in Ihrem Unterbewusstsein auslösen. Der Journalist George Monbiot hat das in einem Artikel sehr schön beschrieben. Wenn Moses, so Monbiot, den Israeliten ein Land versprochen hätte, in dem nicht Milch und Honig fließen, sondern Sekrete von Säugetieren und Erbrochenes von Insekten, wären sie ihm dann gefolgt? Er plädiert für eine andere Sprache, andere Begriffe, die unser

Herz rühren, damit sich in Sachen Umweltschutz endlich mehr bewegt.[60]

Ein typischer Fall, der von Lobbyisten in aktuellen Debatten kräftig missbraucht wird, dreht sich um Schutzgebiete. So werden Wälder, die zum Nationalpark gekürt werden sollen, im offiziellen Sprachgebrauch »stillgelegt«. Was macht dieses Stilllegen in unseren Köpfen? Es erinnert an etwas, was wir nicht mehr brauchen, also zum Beispiel einen veralteten Fuhrpark. Stillgelegte Dinge kann man nicht mehr benutzen, und vor allem: Es sind Dinge. Ein Wald dagegen, als lebender Organismus, lässt sich nicht stilllegen, schon gar nicht von uns Menschen. Was tatsächlich gemeint ist, ist dem Verstand klar: Es dürfen keine Bäume mehr gefällt werden. Was stillgelegt ist, sind in Wahrheit nur die schweren Erntemaschinen und die Motorsägen. Wir Menschen hingegen sind ausdrücklich erwünscht, sollen hier die neu entstehende Ursprünglichkeit genießen können. Säugetiere, Vögel und Insekten kommen in viel größerer Artenzahl vor als in tristen Plantagen, und viele von ihnen sind keineswegs still. Im Gegensatz zu einem Fuhrpark wird in einem Nationalpark nach der Stilllegung des Waldes dessen Aktivität größer.

Was sollte man also stattdessen verwenden? Schutzgebiet? Ein Gebiet also, das geschützt werden muss? Vor wem denn? Die Antwort ist klar: vor uns. Mit dem Begriff des Schutzgebiets führen wir uns ständig vor Augen, dass wir es sind, die ausgesperrt gehören (auch wenn es nur eine bestimmte Berufsgruppe ist). Unterschwellig schwingt dabei immer das schlechte Gewissen mit, und das ist auf Dauer nicht förderlich. Nicht umsonst haben viele Umweltverbände erkannt, dass der Alarmismus, die ständigen Hiobsbotschaften unser Umdenken nicht immer befördern, sondern manchmal einfach nur ermüden.

Mein Vorschlag: Wilde Wälder sollten ganz simpel »Wald« genannt werden. Das ist nicht unbedingt ein Fortschritt, doch zu meinem Vorschlag gehört ein zweiter Teil: Konsequenterweise muss alles andere in Forst, besser noch Plantage umetikettiert werden. Bei anderen Ländern haben wir keine Probleme damit. Ölpalmen auf Borneo, Eukalyptuspflanzungen in Portugal und Brasilien, klar – das sind Plantagen. Bei uns jedoch heißen die tristen, gleich alten Baumpflanzungen oft nicht heimischer Arten Wald. Hiesige Forstverwaltungen scheuen den Begriff Plantage wie der Teufel das Weihwasser. Dabei wäre damit auch Laien viel klarer, wie wenig echte Natur wir um uns herum haben. Damit das nicht auffällt, wird die forstliche Fläche insgesamt als Wald tituliert, weil dieser Begriff sehr positiv besetzt ist.

Auch andere Bezeichnungen werden vermieden. Wenn ich bei meinen Vorträgen Förster mit Metzgern vergleiche, ernte ich zumindest von Kollegen Entrüstung. Doch was sind Fällungen anderes als Schlachtungen, nur dass kein Tier getötet wird, sondern ein Baum? Wenn wir nach dem aktuellen Stand der Forschung wissen, dass Buchen und Eichen ebenfalls Schmerz empfinden können, dann wäre doch eine analoge Verwendung der Begriffe aus dem Tierreich sinnvoll.

Doch die Verschleierung, die Entbrutalisierung hat sich auch in unseren häuslichen Alltag eingeschlichen. Ist Holz nicht ein Stück Natur (und damit positiv)? Lebt und atmet es nicht sogar selbst in verarbeitetem Zustand? Das klingt nach einer zweiten Chance, einer Art Wiedergeburt als Couchgarnitur oder Esstisch. Natürlich ist verarbeitetes Holz mausetot, kann lediglich Luftfeuchtigkeit aufnehmen und wieder abgeben. Diese Eigenschaft besitzen allerdings auch Tontöpfe, Lehmputz oder Ziegelsteine. Nicht dass wir uns falsch verstehen: Holzprodukte sind einfach schön und erinnern uns auch im Alltag, von welchem Ökosystem wir abhängen. Doch die fast euphorisch positive Darstellung von Holzprodukten konterkariert den heutigen Wissensstand und erschwert eine ernsthafte Auseinandersetzung mit der aktuellen Forstwirtschaft.

Es braucht also keine neuen Wortschöpfungen, sondern lediglich mehr Ehrlichkeit. Und wenn die Menschen weiterhin in den Wald möchten, in den echten Wald, um sich herum aber nur maschinell genutztes Plantagenland finden, dann träten sie vielleicht stärker für mehr Schutzgebiete ein, um wahre Natur auch vor der Haustür zu finden. Vielleicht gelingt es so, aus mickrigen zwei Prozent in Deutschland einmal 15 Prozent oder mehr zu machen – es wäre uns allen zu wünschen.

Waldbaden – tief eintauchen bitte

Waldspaziergänge waren mir in der Kindheit ein Gräuel. Ich trottete hinter den Erwachsenen her und suchte mir wenigstens einen Stock, an dem ich herumschnitzen konnte. Meist war der Auslöser Besuch, der zum nahe gelegenen »Winzerhäuschen« ausgeführt wurde, wo es immerhin eine Limonade gab. Wald, das war für mich die Freiheit, mit meinen Freunden kleine Buden zu bauen oder verbotenerweise ein Feuer zu entzünden, auf dem Boden zu liegen und in die Kronen zu schauen oder nach Schätzen zu graben. Ein Spaziergang war dagegen so etwas wie eine grüne Höchststrafe.

Heute sieht es bei mir natürlich anders aus, aber auch allgemein haben Waldspaziergänge wieder an Reiz gewonnen. Es kommt eben nur auf die Verpackung an, und die hat sich entsprechend geändert. Trekking, Hiking, Nordic Walking oder Waldbaden heißen die Alternativen, die sich zwar voneinander unterscheiden, aber alle den Zweck haben, Menschen wieder unter Bäume zu bringen. Bis auf das Waldbaden handelt es sich lediglich um eine Abwandlung von Sportarten. Es müssen die Pfunde purzeln, so viele Kalorien wie möglich verbrannt werden, damit sich der Ausflug lohnt.

Überraschenderweise spielt das Tempo pro zurückgelegtem Kilometer eine gar nicht so entscheidende Rolle, wie Forscher herausgefunden haben: Legen Sie vier Kilometer im Schritttempo zurück, so verbrauchen Sie rund 240 Kilokalorien. Joggen Sie dagegen die gleiche Distanz, so sind Sie zwar doppelt so schnell am Ziel, haben aber mit 320 Kilokalorien nur unwesentlich mehr verbrannt.[61] Man kann es auch umgekehrt sehen: Spazierengehen ist viel sportlicher, als es den Anschein hat. Der große Vorteil dieser Bewegungsart ist, dass die Koordination der Beine und Füße leichter fällt, will heißen: Sie haben Zeit, nach links und rechts zu schauen und den Wald zu genießen.

Gehen ist damit deutlich entspannender, und es gibt noch einen weiteren Grund, warum ein Gang unter Bäumen eine positive Wirkung hat: Es sind die Ausdünstungen, mit denen Buchen und viele andere Arten kommunizieren. Sie wirken auf unseren Kreislauf und unser Unterbewusstsein. Der Blutdruck sinkt, allerdings nicht in jedem Wald. Während heimische Laubbäume positive Messergebnisse zeigen, kann der Blutdruck in Fichten- oder Kiefernplantagen sogar steigen, wie Untersuchungen schon Ende der 1970er-Jahre zeigten.[62] Die gestressten Koniferen tauschen sich mit chemischen Botschaften über Insektenattacken und Wassermangel aus – das nehmen wir möglicherweise unbewusst wahr.

Ihr Unterbewusstsein übersetzt die Vorgänge in Ihrem Körper allerdings auch in Ihr Bewusstsein. Wälder, die angenehm sind und für die Blutdrucksenkung sorgen, empfinden Sie als schön.

Ich habe diese Waldwirkung einmal mit der Moderatorin Bettina Böttinger getestet. Dazu waren wir zunächst in Köln unterwegs. Zwischen Hochhäusern, Imbissbuden und Straßenbahnhaltestelle maßen wir das erste Mal den Blutdruck – vor laufender Kamera. Ich war ein bisschen nervös, denn nun wurde ja quasi öffentlich dokumentiert, ob das Ganze tatsächlich stimmte. Puls und Blutdruck waren erhöht, aber das hatte nichts zu sagen – schließlich wusste ich nicht, wie die Werte bei Bettina Böttinger normalerweise sind. Anschließend fuhren wir hinaus ins Bergische Land, in einen Laubwald mit Eichen, Hainbuchen und Buchen. Dort packten wir das Messgerät ein zweites Mal aus, das Kamerateam ging in Stellung, und ich schaute gespannt auf die Anzeige. Bingo! Sie zeigte deutlich niedrigere Werte an, die Bäume waren offensichtlich genau so entspannt wie Bettina Böttinger.

Natürlich ersetzt so ein einmaliger Versuch keine wissenschaftlichen Studien. Doch die hatte es ja schon längst gegeben, und sie reißen nicht ab. Dabei geht es nicht nur um den Blutdruck, sondern auch um unsere Widerstandskräfte. Denn auch für Ihre Immunabwehr machen Sie bei einem Waldspaziergang vermutlich mehr, als Ihnen bewusst ist: Sie profitieren von den Abwehrmaßnahmen der Bäume.

Schon 1956 zeigte der Leningrader Biologe Boris Tokin auf, dass Nadelbäume ihre Umgebung regelrecht desinfizieren können. In der Umgebung von jungen Kiefernbeständen fand Tokin die Luft geradezu keimfrei vor. Ursache waren die Bäume selbst, die Phytonzide absonderten, pflanzliche Antibiotika.[63]

Warum Nadelbäume so etwas machen? Weil sie in jeder Sekunde von einem Feind angegriffen werden, der für uns unsichtbar durch die Luft schwebt. In jedem Kubikmeter tummeln sich bis zu 10 000 Pilzsporen.[64] Diese warten nur auf ihre Chance, auf einem abgebrochenen Ast oder verletzter Rinde landen zu können. Von dort aus wächst dann ein Pilz in den Baum hinein und frisst ihn langsam von innen auf. Das Holz wird faul, der Baum stirbt. Verständlich, dass sich viele Koniferen so früh wie möglich dagegen wehren möchten, und das geht am besten, bevor der Angreifer überhaupt landen kann. Laubbäume gehen mit Pilzen anders um, wie ich bei einer Expedition in den polnischen Urwald von Białowieża erfuhr, doch dazu später mehr.

Nadelbäume bekämpfen Pilzsporen schon im Vorfeld, und davon profitieren Allergiker. Doch nicht nur sie. Denn die Abwehrstoffe, die Phytonzide, atmen Sie mit jedem Zug unbewusst ein, und sie machen in Ihrem Körper dasselbe wie in Bäumen: Es setzt eine entzündungshemmende Wirkung ein.

Die Phytonzide haben darüber hinaus sogar eine krebshemmende Wirkung. Das fanden japanische Forscher der Nippon Medical School in Tokio heraus, indem sie Probanden jeweils in den Wald oder in die Stadt schickten. Killerzellen und Anti-Krebs-Proteine nahmen bei den Waldbesuchern im Gegensatz zu den Stadtbesuchern zu. Die erhöhte Konzentration ließ sich bis zu sieben Tage nach dem Waldgang im Blut der Teilnehmer nachweisen.[65]

Auch koreanische Forscher untersuchten das Phänomen auf ähnliche Weise. Sie ließen jeweils eine Gruppe von älteren Frauen im Wald und in der Stadt spazieren gehen. Das Ergebnis war verblüffend: Bei der Waldgruppe verbesserte sich der Blutdruck, die Lungenkapazität sowie die Elastizität der Arterien, während bei der Stadtgruppe keine Änderungen zu messen waren.[66]

Der Begriff »Stadt« ist in Bezug auf die Gesundheit vielleicht ein wenig zu grob gefasst. Abgesehen vom Lärm und den Schadstoffen in der Luft gibt es auch biologische Qualitäten, die einen Ballungsraum vom anderen deutlich unterscheiden. Und schon sind wir wieder bei den Bäumen. Es gibt verschiedene Studien, die selbst Straßenbäumen eindeutig gesundheitsfördernde Eigenschaften zuweisen. So fanden Wissenschaftler der Universität von Chicago in einer groß angelegten Studie heraus, dass schon ein einziger Baum vor der Haustür für mehr Gesundheit und Wohlbefinden sorgt. Dazu erhoben sie die Daten von rund 30 000 Einwohnern der kanadischen Stadt Toronto – und von 530 000 Bäumen, die die Stadt ohnehin katalogisiert hatte. Ihr Ergebnis: Stehen mindestens zehn Bäume in einem Wohnviertel, so verbessert sich die gesundheitliche Situation so, wie es einer Erhöhung des Einkommens um 10 000 Dollar (und einer damit einhergehenden besseren medizinischen Versorgung) entspräche. Und wir sprechen hier nicht nur von der psychischen Gesundheit. Gerade die

Wahrscheinlichkeit für Herz-Kreislauf-Erkrankungen, Todes-ursache Nummer eins, sank messbar. Weitere elf Bäume im Viertel führten zu einer Steigerung der Gesundheit analog einer Einkommenserhöhung um 20 000 Dollar oder, anders ausgedrückt: einer Verjüngung des biologischen Alters um 1,4 Jahre.[67]

Bäume sind gut, Wald ist noch besser. In Japan kann der Gang in den Wald mittlerweile ärztlich verschrieben werden, findet also sozusagen auf Krankenschein statt, wie mir Eckart von Hirschhausen erzählte. Und aus Japan kommt auch der neu-este Trend zu uns herüber: das Waldbaden.

Ich muss gestehen, dass ich die ersten Meldungen darüber mit einiger Skepsis las. Im Wald kann man nicht baden, wie soll das gehen? Sich entspannen, in Ordnung, durch welche Tätigkeit auch immer, das hatte es aber schon immer gege-ben. Ist das Waldbaden also alter Wein in neuen Schläuchen? Wie genau es sich von bisherigen Freizeitaktivitäten unter-scheiden soll, erschloss sich mir auch trotz der zahlreichen neuen Handbücher zum Thema zunächst nicht so recht. Und warum taucht es gerade jetzt auf?

Möglicherweise liegt es an einer Änderung der Stimmung der letzten Jahre, in der sich die Menschen wieder zur Natur zurücktasten. Das hatten wir schon einmal, nämlich in den 1970er- und 1980er-Jahren. Damals sammelten wir in der Schule Korken von Weinflaschen sowie Deckel von Joghurt-bechern, um Baumrinde und Aluminium zu sparen. Der Trend zu Alufahrrädern sowie Alufelgen war damals noch nicht ausgebrochen, denn ansonsten hätten wir uns wie Don Quijote in seinem Kampf gegen Windmühlenflügel gefühlt.

Nach dem Fall der Mauer standen die Versöhnung zwi-schen Ost und West, das Wirtschaftswachstum sowie der zu-nehmende Terrorismus im Fokus. Natur spielte bei jungen Menschen weniger eine Rolle – so habe ich es zumindest bei

Waldführungen immer wieder erlebt. Doch in den letzten Jahren ist die Sehnsucht nach intakter Umwelt wieder erstarkt. Das zeigen nicht zuletzt zahlreiche Bürgerinitiativen rund um den Wald, auf die ich später noch näher zu sprechen komme.

Mit dieser Sehnsucht ist das Waldbaden aus Fernost zu uns herübergeschwappt. Japanisch »Shinrin-yoku« genannt, klingt das Ganze nach uralter Weisheit. Das ist es jedoch nicht, ganz im Gegenteil. Erst 1982 führten die japanischen Forstbehörden das Konzept und den Begriff ein, um der Bevölkerung die gesundheitlichen Leistungen des Waldes näherzubringen.

Natürlich haben die Förster des Landes nicht erholsame Waldspaziergänge erfunden. Wie man in der Natur gesund wird, das hat schon der Priester Sebastian Kneipp im 19. Jahrhundert herausgefunden. Er war in der Jugend an Tuberkulose erkrankt und heilte sich selbst durch kalte Bäder in der Donau. Später zum Priester geweiht, beschäftigte er sich weiter mit alternativen Heilmethoden. Zum kalten Wasser, das er mannigfaltig anwendete, kamen noch allerlei Kräuter hinzu. Weil er damit im Gegensatz zur konservativen Medizin stand, und, schlimmer noch, alles auch noch kostenlos anbot, verklagten ihn mehrere Ärzte und Apotheker. Kneipp wurde jedoch freigesprochen und praktizierte seine Methoden weiter. Bis heute sind sie ein fester Bestandteil der Medizin.

Das Waldbaden startete ähnlich. Auch vorher schon war der Menschheit klar, dass Spaziergänge im Wald erholsam und gesund sind. Es wusste nur niemand so genau, warum das so ist. Die wissenschaftliche Erklärung fand sich in der chemischen Kommunikation und anderen Ausdünstungen der Bäume, wie ich sie vorher schon beschrieben habe.

Dass wir körperlich auf den Wald reagieren, steht also fest, doch was Waldbaden als neue Freizeitbeschäftigung oder gar Therapie tatsächlich bedeutet, ist mir bis hierhin noch nicht klar. Sicher ist es hilfreich, wenn wir einmal bei einem der Pioniere, Dr. Qing Li von der Nippon Media School, nachlesen. Der Professor lehrt und forscht an der kleinen privaten Universität mit gerade einmal 600 Studenten. Die Hochschule ist in Japan hoch angesehen, ihre Forschung bahnbrechend. Qing Li ist also weit entfernt davon, ein romantischer Träumer zu sein. Er veröffentlichte 2018 ein 300-seitiges Buch mit dem Titel: »Shinrin-Yoku. The Art and Science of Forest-Bathing«. Darin beschreibt er nicht nur die Forschungen, sondern vor allem, wie es funktioniert.[68] Und das ist wirklich einfach. Man nehme einen Wald, der einem gefällt (gerne auch einen Stadtpark), und entspanne sich. Dann nehme man alle Sinne zu Hilfe und tauche ein in Gerüche, Geräusche und Gefühle. Laut Qing Li müssen wir nichts weiter tun, als die Einladung anzunehmen. Mutter Natur kümmert sich dann um den Rest. So gesehen wäre kein Buch nötig gewesen, sondern nur ein Flyer. Denn im weiteren Verlauf werden unter anderem Ratschläge gegeben, den Vögeln zu lauschen oder die unterschiedlichen Grüntöne wahrzunehmen. Auch für die Zeit nach dem Waldbad gibt Qing Li Tipps, etwa für eine Teezeremonie oder die Nutzung von Zedernspänen im Haus, die den Waldgeruch auch in den eigenen vier Wänden erhalten.

Falls Sie jetzt den Eindruck haben, dass ich das Buch als überflüssig erachte, dann muss ich mich korrigieren. Wir haben es regelrecht verlernt, uns auf den Wald einzulassen, »einfach nur so« zwischen den Bäumen umherzuschlendern oder uns für ein paar Stunden auf den weichen Waldboden zu legen. Wer das macht, wird als leicht verschroben angesehen. Anders sieht es aus, wenn das Ganze im Rahmen eines anerkannten Programms zur Gesunderhaltung und nach Anleitung geschieht. Genau das ist Waldbaden für mich: eine Quasi-Genehmigung zur Entspannung unter Bäumen.

Ähnliches haben wir schon einmal erlebt: Es war das Nordic Walking, das Waldspaziergänge zu einem offiziellen Fitness- programm adelte. Dazu brauchte man neben Laufschuhen nur noch spezielle Stöcke. Die Idee stammte von einem finni- schen Sportstudenten, der in Kontakt mit einem Skistock- produzenten kam. Dieser klagte über die geringe Auslastung seines Produkts in den Sommermonaten und ließ sich vom Trainingsprogramm des Studenten begeistern. Flugs wurden die Stöcke modifiziert, und fertig war die Massenbewegung. Der Absatz brummte nun auch in der warmen Jahreszeit, und fortan bohrten sich Millionen von Stöcken in die Waldwege.

Damit wir uns nicht falsch verstehen: Das Training ist sehr sinnvoll, weil es auch den Oberkörper mit einbindet. Zudem motiviert es mehr Menschen, statt im Studio in der freien Na- tur zu trainieren. Und Waldbaden verleitet zu ähnlicher Freude außerhalb der eigenen vier Wände. Kurse unter Anlei- tung haben noch einen weiteren Vorteil: Während man allein im Wald schnell wieder in den Alltagstrott zurückkehrt und das Experiment der Entschleunigung möglicherweise vorzei- tig abbricht, werden Kurse meist brav zu Ende gemacht (und sei es nur, weil man dafür bezahlt hat). Das ist einer der Gründe, weshalb ich mich entschlossen habe, Waldbaden in das Kursangebot meiner Waldakademie aufzunehmen.

Vielleicht hätte ich früher selbst mehr waldbaden sollen, denn auch ich kann ein Lied davon singen, wie schwer es fällt, sich einfach so fallen zu lassen. Im Jahr 2008 traf mich ein Burn- out, oder genauer gesagt: eine Erschöpfungsdepression. Ich fühlte schon Wochen zuvor eine innere Unruhe und Anspan- nung. Ursache war eine völlige Überlastung im Revierdienst; das war aber nichts, was mein Arbeitgeber gefordert hätte. Nein, ich wollte alles und noch viel mehr für den Schutz des Waldes tun. Und so entwickelte ich neben meinem Vollzeitjob als Revierleiter munter immer weitere Projekte.

Um die alten Buchenwälder zu schonen, hatte ich einen der ersten Bestattungswälder Deutschlands ins Leben gerufen. Dort kann man sich einen Baum aussuchen, zu dessen Füßen man später beigesetzt wird. Neben einem pflegefreien Grab wird so der alte Laubwald für mindestens weitere 99 Jahre vor Abholzung geschützt – so lange läuft nämlich der Pachtvertrag. Zusätzlich rief ich ein Urwaldprojekt ins Leben, bei dem per Mausklick quadratmeterweise weiterer alter Buchenwald gepachtet werden kann. Mein Ziel war es, so viel wie möglich der letzten alten Laubwälder meiner Heimat zu retten. Zusätzlich veranstaltete ich Seminare, versuchte, Jäger ökologisch zu beeinflussen, damit sie wenigstens keine Füchse mehr schießen, hielt Vorträge bei Umweltverbänden und arbeitete mit Wissenschaftlern zusammen. Als dann krankheitsbedingt meine beiden Mitarbeiter ausfielen und ich deren Arbeit mit erledigen musste, sagte der Körper »nein!«

Er sagte es während einer Livesendung im Saarländischen Rundfunk in Form von Panikattacken. Sie kamen in Wellen alle zehn Minuten, in denen ich dachte, mein Herz würde stillstehen. Irgendwie rettete ich mich so über die Zeit, dass es mir äußerlich nicht anzumerken war; innerlich starb ich tausend Tode. Später machte ich eine mehrjährige Therapie, bei der ich lernte, mehr auf meine eigenen Wünsche zu achten und meine Waldrettungspläne ein wenig herunterzuschrauben. Wenn Sie jetzt sagen: »Moment! Sie sind doch jetzt schon wieder so unterwegs!«, dann muss ich Ihnen bedingt recht geben. Ja, ich habe wieder einiges um die Ohren, diesmal jedoch wesentlich besser organisiert. Mein Revier habe ich verkleinert, und die Arbeit im Wald haben überwiegend zwei Kollegen übernommen. Die Waldakademie leitet inzwischen mein Sohn Tobias, und Anfragen aus aller Welt werden von meiner Agentur bearbeitet. Zudem achtet meine Frau auf meinen Terminkalender, was zur Folge hat, dass ich wieder zwei freie Tage pro Woche habe. Die Warnsignale meines

Körpers, leichte Herzrhythmusstörungen, lasse ich ebenfalls nicht mehr unbeachtet und sage im Zweifelsfall häufiger Nein, etwas, was mir allerdings immer noch schwerfällt.

Was das alles mit Waldbaden zu tun hat? Nun, wir wohnen in einem alten Forsthaus mitten im Wald, und ich bin auch häufig zwischen den Bäumen unterwegs. Wenn es so eindeutige Zusammenhänge zwischen der Gesundheit und der Wirkung der Bäume auf unseren Körper gibt, weshalb hatte es dann bei mir überhaupt so weit kommen können?

Zum einen stellt sich natürlich die Frage, wie viel schlimmer es ohne den Wald für mich geworden wäre. Und zum anderen kann die Wirkung der Bäume ab einem gewissen Grad der Selbstzerstörung auch nicht mehr helfen. Ich habe mittlerweile zwar einiges dazugelernt, aber es fällt mir noch immer schwer, mich einfach so in den Wald zu begeben und zu entspannen. Einmal allerdings hat es geklappt. Meine Kinder schenkten mir zum Geburtstag eine Familienwanderung durch mein Revier. Das klingt vielleicht ein wenig merkwürdig, aber letztlich hatten sie wohl erkannt, dass gemeinsame, entspannt verbrachte Zeit in der Natur das wertvollste Geschenk für mich sein musste, was es gab. Wir trödelten einen schmalen Pfad entlang, blieben bei jeder Blüte mit einem Schmetterling darauf stehen und naschten dunkelrote Kirschen von einem Baum am Wegesrand. Nach einer kurzen Strecke quer durch einen Laubwald breiteten meine Kinder eine Decke aus und servierten ein reichhaltiges Picknick. Ein oder zwei Stunden – ich kann es gar nicht mehr genau sagen – lagen wir dort unter den Bäumen, unterhielten und erholten uns und vergaßen die Zeit. Das ist Waldbaden. Für mich war es der schönste Tag im Wald, an den ich mich erinnern kann. Und ich war im Laufe meines Lebens immerhin viele Tausend Tage im Wald! Falls Sie sich also ebenfalls nicht einfach so ins Laub legen, obwohl Sie es eigentlich möchten: Baden Sie im Wald unter Anleitung.

Auch das Buch von Qing Li möchte ich ausdrücklich empfehlen, denn es macht Appetit auf den Wald, indem es zunächst zu einem literarischen Spaziergang auf dem Sofa einlädt. Und wenn dann anschließend all die Leser sämtlicher Waldbadenbücher hinaus ins Grüne wollen? Ist das dem Wald überhaupt zuzumuten? Oft werde ich genau das gefragt, weil ich gerne jeden ermutige, viel mehr in den Wald und auch abseits der Wege zu wandern. Natürlich sind Menschen ab einer gewissen Zahl eine Belastung für die Natur. Doch wenn wir die Störung durch Besucher mit den negativen Auswirkungen durch die moderne Forstwirtschaft vergleichen, dann ist sie verschwindend gering.

Denken Sie einfach an die Serengeti: In dieser Savanne Afrikas leben ebenfalls viele verschiedene Tierarten nebeneinander, ohne sich gegenseitig zu stören; sie scheinen sich noch nicht einmal füreinander zu interessieren. Lediglich Raubtiere (oder die menschliche Variante: Jäger) bilden eine Ausnahme; ihr Erscheinen verbreitet Stress. Doch solange Sie nicht hinter den Mitgeschöpfen her sind, können Sie ohne schlechtes Gewissen im Wald entspannen.

Die Ludwig-Maximilians-Universität in München begleitet seit 2019 die Ausbildung von Waldgesundheitstrainern und -therapeuten und erforscht die Waldtherapie wissenschaftlich, kurz: Das Waldbaden bekommt nun auch die universitären Weihen.[69] Es sollte also nicht mehr lange dauern, bis auch bei uns Ärzte Spaziergänge unter Bäumen verschreiben dürfen. Und das ist nicht nur den Menschen, sondern auch den Bäumen zu wünschen, weil man dabei den Wert von ursprünglichen Wäldern zu schätzen lernen wird. Denn wer will schon in öden Plantagen lustwandeln?

Erste Hilfe aus
der Naturapotheke

Wenn wir uns schon mit den indirekten Wirkungen der Bäume beschäftigen, dann sollten wir auch einen Blick auf das werfen, was uns die Riesen direkt für unsere Gesundheit zu bieten haben. Im Weg stehen uns dabei Vorbehalte, wie ich sie bei meinen Führungen immer wieder erlebe. So können Sie die Blätter von Buchen, Eichen und vielen anderen Laubbaumarten bedenkenlos essen, sie sind sogar gesund. Doch wenn ich meine Gäste dazu animieren möchte, blicke ich erst einmal in skeptisch-ablehnende Gesichter. Man soll wirklich einfach so in ein Blatt beißen können? Ja, das geht, und zumindest im Frühjahr in der Zeit nach dem Laubaustrieb schmecken die zarten, grünen Blätter lecker und leicht säuerlich. Gerade aus Buchen- und Eichenlaub können Sie schöne Salate zaubern.

Auch Kopfschmerztabletten sind im Wald eigentlich überflüssig. Weiden halten hierzu das Gleiche bereit, weil ihre Rinde Salicin enthält. Der Name stammt übrigens von den Bäumen selbst, deren Pflanzengattung auf Latein *Salix* heißt. In der Weidenrinde findet sich je nach Art bis zu zehn Prozent dieser Substanz, die nach Einnahme im Körper zu Salicylsäure umgewandelt wird. Die bekannten synthetischen Medikamente auf Basis des Wirkstoffs Acetylsalicylsäure wirken zwar stärker, haben aber auch mehr Nebenwirkungen, wie etwa die Blutverdünnung. Solange diese unerwünscht ist, können Sie bei Kopfschmerzen oder Fieber gerne zu Weidenrindentee greifen. Das machen Menschen schon seit Jahrtausenden, wie alte Tontafeln aus der Zeit von 700 v. Chr. belegen. Und auch die synthetische Salicylsäure beruht auf

Forschungen um 1830, bei der Wissenschaftler das Geheimnis des Weidenrindentees ergründeten. Die modernen weißen Tabletten sind also nichts anderes als ein chemischer Nachbau dessen, was in unseren heimischen Bäumen enthalten ist.

Natürlich wäre es schade, wenn Sie nun gleich in den Wald gehen und dort eine Weide schälen. Das ist für den Baum wie eine Häutung bei lebendigem Leib. Doch ein paar Zweige, die Sie abschneiden und zu Hause entrinden, dürften den Schaden für den Baum im Rahmen halten. Besonders gut geeignet ist hierfür die heimische Silberweide, die entlang von Flüssen zu finden ist. In den Wäldern der Mittelgebirge werden Sie dagegen überwiegend auf die Salweide stoßen, die oft an Waldrändern oder auf Kahlschlägen wächst. Hier findet der kleine Baum, der kaum 15 Meter Höhe erreicht, eine Nische, die ihm unter Buchen und Eichen verwehrt ist. Sein Gehalt an Salicin ist zwar geringer, aber warum probieren Sie es nicht einfach einmal aus? Und wenn Sie keinen Baum beschneiden möchten, dann bietet sich entlang von Bächen und sumpfigen Stellen oft Mädesüß an. Das Kraut mit den weißen Blüten riecht sumpfig-süßlich und enthält ähnliche Stoffe wie die Weidenrinde. Ein Tee aus den zwischen Juni und Juli gesammelten Blüten sollte also ebenfalls seine Wirkung zeigen.

Der Wald hilft aber nicht nur bei Kopfschmerzen. Wie wäre es mit einem Mittel gegen Insektenstiche und andere Schwellungen? Dazu brauchen Sie nur einen Ahorn bzw. eines seiner Blätter. Leicht gequetscht und auf die Stichstelle gelegt, hilft es beim Abschwellen. Das funktioniert sogar bei geschwollenen Füßen nach einer langen Wanderung.

Eichen hingegen helfen eher innerlich, etwa bei Halsentzündungen. Dazu brauchen Sie etwas Rinde, die Sie zu einem Tee aufbrühen und schluckweise trinken können. Nun möchte ich Sie – ebenso wenig wie zuvor bei der Weide – nicht dazu animieren, Eichen zu schälen, weil dies den Baum schwer verletzen würde. Eine gute Möglichkeit ist aber ein frischer Holzeinschlag in einem Laubwald, wo Sie von einem am Boden liegenden Stamm etwas Rinde ablösen können. Noch einfacher ist natürlich der Gang in die Apotheke; dort bekommen Sie Eichenrindentee fertig getrocknet und abgepackt.

Tee können Sie auch aus frischen Fichtentrieben im Frühling zubereiten. Sie enthalten viel Säure und Vitamin C. Letztlich erinnert das Getränk geschmacklich an Zitronentee, später im Jahr jedoch nehmen die Bitterstoffe zu und verderben den Genuss. Und warum sollten Sie nicht gleich Zitronen nehmen? Wie bei allen anderen Anwendungen, die ich bisher erwähnt habe, geht es hier um die Wiedervernetzung mit der Natur.

Nicht dass ich Ihnen empfehlen wollte, wie ein Steinzeitmensch zu leben. Doch die Nutzung solch kleiner Dinge im Alltag hilft, den Wald besser zu verstehen und ihm wieder näherzukommen. Zudem sind die Zutaten von den Bäumen weder gespritzt noch sonst wie bearbeitet; hinzu kommt die Sammelfreude, die sich gerade bei Kindern leicht entzünden lässt. Denen können Sie eine besondere Freude machen, indem Sie Kaugummi herstellen. Dazu brauchen Sie lediglich einen klaren, steinhart gewordenen dicken Tropfen Harz einer Fichte. Sie ist die häufigste Baumart in Deutschlands Wäldern und an der rötlich-braunen Rinde und den langen, hängenden Zapfen zu erkennen. Keine Sorge, Kiefer, Douglasie, Tanne oder Lärche wäre auch nicht giftig, mit Fichtenharz geht es nur besonders gut.

Diesen Harztropfen nehmen Sie in den Mund und wärmen ihn darin auf Körpertemperatur. Zwischendurch können Sie immer mal wieder vorsichtig testen, ob er schon weich wird. Nicht zu fest zubeißen! Sonst splittert der Tropfen in tausend Teile und entlässt schlagartig alle Bitterstoffe. Lassen Sie sich also Zeit und beginnen nur allmählich mit dem Kauen. Die austretenden Bitterstoffe spucken Sie aus (ja, nun wissen Sie, warum das nur für den Aufenthalt im Wald geeignet ist), bis schließlich eine gut kaubare, rosafarbene Masse entstanden ist – fertig. Über den Geschmack kann man streiten; die harzige Grundnote bleibt erhalten. Es ist mehr ein Highlight während einer Wanderung, wenn Sie als Wanderführer Ihrer Familie oder Freundestruppe eine Abwechslung bieten möchten.

Bäume halten nebenbei sogar etwas für die Küche bereit. So schmecken die Nadeln der Douglasie bitter-herb nach Orangeat und lassen sich daher vortrefflich zum Würzen verschiedenster Gerichte verwenden.

Auch die Tierwelt hält einiges an Medizin für uns bereit. Insekten wie zum Beispiel Bienen bieten sogar Antibiotika an. Es ist die wachsartige Propolis, gesammeltes Baumharz von Stämmen und Knospen, angereichert mit Bienenspeichel. Es dient ihnen als Desinfektionsmittel für stark belaufene Flächen, aber auch zur Ummantelung von Fremdkörpern (bis zur Größe einer toten Maus!) mit einer sterilisierenden Schicht. Auch Löcher in der Behausung werden mit Propolis abgedichtet. Diesen Naturkitt sammeln manche Imker bei ihren Völkern und bieten ihn, aufgelöst als Tinktur, als Alternative zu Produkten der Pharmaindustrie an.

Apropos Bienen: Werden Sie von ihnen oder ihren wilden Schwestern, etwa Wespen, gestochen, so ist auch dagegen ein Kraut gewachsen. Es ist der Wegerich, vielmehr sind es zwei: der Spitz- und der Breitwegerich. Der Name ist Programm, denn die Pflanzen wachsen nicht nur auf Wiesen, sondern besonders gerne entlang von Wegen. Wie praktisch – sofern Sie nicht gerade abseits durch die Botanik wandern, haben Sie in vielen Gegenden also gleich das passende Hilfsmittel zur Hand. Zerrieben oder zerkaut und auf den Stich gedrückt, lindert der Brei den Schmerz und desinfiziert zugleich.

Natürlich ist Medizin aus dem Wald keine neue Entdeckung; die Nutzung von Heilkräutern im Mittelalter ist bestens bekannt. Nein, die Frage ist vielmehr, ob hier nicht ebenfalls ein uraltes Band zur Natur neu wahrgenommen wird, ein Band, das bereits lange vor dem ersten Auftreten des modernen Menschen bestanden hat.

Um das zu klären, hilft vielleicht ein Blick ins Tierreich und hier speziell zu unseren nächsten Verwandten. Schimpansen etwa wurden bei der Einnahme des Marks von bitteren Blättern als Abführmittel zur Ausscheidung von Darmparasiten beobachtet. Doch woher sollten die Forscher wissen, ob die Affen die pflanzliche Nahrung wegen der Kalorien oder zur Selbstbehandlung schluckten? Ganz einfach – die Blätter waren giftig, auch für die Schimpansen. Doch scheinbar wussten die Tiere genau, wie viel davon sie zu sich nehmen durften, um sich nicht zu schädigen. Diese Giftpflanzen wurden nur konsumiert, wenn der innere Parasitenbefall wieder einmal sehr stark geworden war. Offenbar hatten die Tiere ein ziemlich klares Verständnis für das, was sie taten.[70]

Bei Affen kann man sich die Selbstbehandlung mit natürlichen Medikamenten vielleicht noch vorstellen, doch wie sieht es bei weiter entfernt verwandten Tieren aus? Da wären beispielsweise unsere Waldvögel. Sie nutzen nicht nur Pflanzen, um Parasiten loszuwerden, sondern auch die Dienste anderer Tiere. Ameisen etwa werden zu unfreiwilligen Helfern, wenn es gilt, Milben und ähnliche Lästlinge zu beseitigen. Dazu hocken sich die Vögel mit gespreizten Federn auf einen Haufen der staatenbildenden Insekten. Diese verteidigen sich gegen den vermeintlichen Angreifer, indem sie alles Unbekannte beißen und vor allem ihre ätzende Säure verspritzen. Dabei töten die Ameisen sämtliche Schmarotzer, die sich zwischen den Federn versteckt haben.

Ob das unsere Ahnen in grauer Vorzeit auch so gemacht haben? Immerhin gibt es besonders abgehärtete Zeitgenossen, die sich nackt auf Ameisenhügel legen und beißen lassen – das hilft angeblich gegen Rheuma. Abgesehen davon, dass dies aus Naturschutzgründen verboten ist, gibt es für eine solche Wirkung keinerlei Beleg.

Eine besonders eigenartige Nutzung von Pflanzen zur eigenen Gesundheit praktiziert der Blutbär. Die Raupen dieses Nachtfalters fressen bevorzugt eine besonders giftige Pflanze – das Jakobskreuzkraut. Es ist in den letzten Jahren ins Gerede gekommen, weil es sich auf vielen Wiesen und Brachflächen ausbreitet. Das wäre an sich kein Problem, wenn die Pflanze nicht so extrem giftig wäre. Sie schützt sich mit sogenannten Pyrrolizidinalkaloiden. Wird das Kraut von einem Pferd, Schaf, Rind oder einer Ziege gefressen, so kann das tödlich sein oder zumindest chronische Leberschäden verursachen. Jede weitere Portion verschlimmert die Situation, bis irgendwann, vielleicht Jahre später, ein Happen das Fass zum Überlaufen bringt und dem Tier das Lebenslicht ausbläst. Für uns Menschen ist das Jakobskreuzkraut genauso gefährlich; umso ungünstiger, dass seine Blätter denen von Rucola zum Verwechseln ähnlich sehen. Das hat 2009 zum Zusammenbruch des Markts für diese Salatart geführt, nachdem ein Kunde in einer Packung Teile der Giftpflanze gefunden hatte.[71]
Der Blutbär allerdings nutzt die extreme Giftigkeit aus. Obwohl seine Raupen auch andere Pflanzen fressen, werden sie von den ausströmenden Giftstoffen des Kreuzkrauts magisch angezogen. Die Alkaloide schaden ihnen nicht, sondern reichern sich im Gewebe an und machen die Raupen damit ebenfalls tödlich giftig. Das ist ihr Schutz vor Fressfeinden, und damit diese die Gefahr auch erkennen, haben sie sich die gleiche farbliche Warnung zugelegt wie Wespen: eine gelbschwarze Ringelung.
Während der Blutbär gelenkt von angeborenen Instinkten handelt, liefert der Hausspatz einen schönen Beweis dafür,

dass er Stoffe seiner Umgebung gezielt als Medizin einsetzt. Isabel López-Rull von der UNAM (Universidad Nacional Autónoma de México) in Mexico-City untersuchte mit ihrem Team die Nester der Sperlinge. Dabei stellte sie fest, dass viele von ihnen Zellulose aus Zigarettenstummeln zum Nestbau verwendet hatten. In diesen Resten fand sich besonders viel Nikotin, welches dabei half, die Zahl der Milben im Nest signifikant zu reduzieren.[72] Gerade weil die Spatzen in diesem Fall keine Pflanze, also natürliche Medizin, verwendeten, kann auf einen bewussten Einsatz geschlossen werden.

Die Nutzung der Naturapotheke ist also keine menschliche Erfindung, sondern etwas, was uns mit unseren Mitgeschöpfen verbindet. Wenn wir diese Naturapotheke heute wieder verstärkt für uns entdecken, dann ist das keine ökologisch angehauchte Modeerscheinung, sondern einfach die Rückkehr zu unseren Wurzeln. Apropos Wurzeln: Was tun wir umgekehrt, wenn beispielsweise ein Baum krank wird? Können wir ihm helfen, sind wir in der Lage zu erkennen, ob er überhaupt Hilfe braucht? Das ist eine Frage, die bis heute hoch umstritten ist. Umso spannender ist es also, die einzelnen Positionen etwas genauer unter die Lupe zu nehmen.

Wenn der Baum zum Arzt muss

Unsere Liebe zur Natur führt häufig dazu, dass wir helfend eingreifen möchten, wenn ein Mitgeschöpf krank wird. Besonders umsorgt werden die Arten, die uns nahestehen (Säugetiere) oder aber Wesen, die besonders beeindruckend sind, wie die Bäume. Und da in unseren Siedlungen Letztere besonders dominant sind, wurden sie auch zum bevorzugten Objekt unserer Fürsorge.

Wenn alte Bäume in der Stadt beginnen auszufaulen, dann herrscht meist Alarmstufe Rot. Schließlich geht es nicht nur um das Überleben der großen Pflanzen, sondern mehr noch um die Sicherheit der Bewohner, und die kann ein tonnenschwerer umstürzender Baum massiv gefährden. Also rücken Baumpfleger an, um zu prüfen, ob der Gigant zu retten ist oder womöglich beseitigt werden muss. In vergangenen Jahrzehnten hatte man sich offenbar zu viel bei Zahnärzten abgeschaut. Denn ausfaulende Bäume wurden genau wie ein maroder Backenzahn ausgekratzt und ausgebohrt und anschließend plombiert. Nur bestand die Plombe nicht aus Amalgam, sondern aus Beton. Das klingt zunächst auch logisch, oder? Schließlich sollte so ein Betonpropf dem Baum die notwendige Stabilität zurückgeben. Doch ein Stamm ist kein starres Gebilde. Holz ist eine Kombination aus Fasern und Klebstoff, es kann federn wie ein Stab aus Glasfaserkunststoff. Dieses Federn ist mit einem Stammkern aus Beton allerdings kaum noch möglich. Ein harter Vergleich wäre das Einziehen eines starren Stahlstabs in unsere Wirbelsäule – ein Leben in Beweglichkeit wäre damit vorbei.

Für den Baum bedeutet die geringere Beweglichkeit, dass

im Sturm leichter Kronenäste abbrechen können. Zudem können sich unter dem Betonpropf Pilze wesentlich leichter ausbreiten, vor allem, weil zum Aushöhlen des Stamms oft die innere Abschottungszone des gesunden Holzes durchbrochen wurde. Das wäre in etwa so, als würde jemand eine verschorfte Wunde wieder großflächig aufkratzen. Hinzu kommt, dass der Beton bei Regenwetter schön durchfeuchtet wird und diese Feuchtigkeit dann langsam nach innen abgibt. Dies ist exakt das optimale Milieu für Pilze, in dem sie ungestört vor sich hin wachsen können – und zwar direkt ins gesunde Holz. Von außen sah also alles bestens aus, doch in Wahrheit wurde der Verfall und damit die Gefährlichkeit des Baums drastisch erhöht.

Heute macht man so etwas in der Regel nicht mehr, stattdessen beobachtet man den Baum genau. Dazu wird er regelmäßig kontrolliert, um herauszufinden, wie viel gesundes Restholz noch vorhanden und ob es stabil genug ist. Fällt das Urteil negativ aus, dann wird die Krone behutsam gekürzt, um das Gewicht zu reduzieren. So kann der Baum noch ein paar Jahre länger stehen bleiben. Doch das Kürzen der Äste ist immer mit negativen Begleitumständen verbunden, wie Sie gleich erkennen werden.

Haben Sie auch schon einmal brutal verstümmelte Straßenbäume gesehen? Sie wirken, als hätte ein Baumsadist seine Fantasien an den wehrlosen Wesen ausgelebt. Doch die wahre Ursache ist meist viel banaler: Hier wurde Geld gespart. Denn das Kürzen von Baumkronen sollten gut ausgebildete und, mindestens ebenso wichtig, baumliebende Menschen machen. Ihnen sollte klar sein, dass hier ein fühlendes Wesen verletzt wird. Selbst wenn wir nicht nachvollziehen können, wie exakt sich eine Verletzung für einen Baum anfühlen mag, ist es eine Art von Schmerz, wie Professor Baluška deutlich gemacht hat.

Und wenn nun die Notwendigkeit besteht, einem großen Wesen Derartiges zuzufügen, dann sollte man sich das erstens genau überlegen und zweitens den Schaden so gering wie möglich halten.

Leider können Sie in den Städten das Gegenteil beobachten, und an dieser Stelle muss ich auf das Thema Geld zu sprechen kommen.

Baumexperten sind normalerweise teurer als die Mitarbeiter des städtischen Bauhofs. Zudem gibt es gerade im Herbst nach dem Laubfall oft Leerlaufzeiten, in denen Arbeit knapp ist. Und da die Löhne weiterlaufen, bietet es sich doch an, Kronenkürzungen durch das eigene Personal durchführen zu lassen. Das greift dann häufig beherzt zur Motorsäge und macht die Arbeit besonders gründlich. Wenn schon kürzen, dann kräftig. Denn einer einfachen Logik folgend bedeutet ein besonders starkes Zurückschneiden Ruhe für viele Jahre. Der Baum braucht ja lange Zeit, um wieder zur alten Größe heranzuwachsen, und bis dahin sollte dann nichts mehr zu tun sein. Das stimmt leider nicht – mit dem Schnitt lösen die Arbeiter nämlich eine Kaskade von Folgen aus.

Zunächst einmal bekommt der Baum generell einen gewaltigen Stressschub. Schließlich wurden ihm mächtige Gliedmaßen amputiert – ein derber Kronenrückschnitt darf mit dem Abtrennen von Beinen verglichen werden. Hastig werden im Inneren Stoffströme umgeleitet, und so schnell es geht (und das ist bei Bäumen leider generell sehr langsam) versucht der Baum, die Wunde gegen Erreger abzuschotten. Das gelingt jedoch nie, zumindest dann nicht, wenn die Wunde größer als drei Zentimeter ist. Pilzsporen, die in jedem Kubikmeter Luft zu finden sind, treffen innerhalb von Minuten auf der Schnittfläche und beginnen zu keimen. Sie werden sich in den nächsten Jahren in den Stumpf hineinfressen und die Stabilität des ganzen Stamms Stück für Stück erschüttern. Gleichzeitig bekommt der Baum nun gewaltigen Hunger. Wenn große, lebende Äste entfernt werden, dann gehen damit natürlich auch entsprechend viele Blätter verloren.

Nun könnte man meinen, dass das nicht so tragisch sei – schließlich fehlt ja auch ein Stück vom Körper, welches nun nicht mehr versorgt werden muss. Doch wir Menschen registrieren nur das, was wir sehen. Unterirdisch hat jeder Baum ein seiner Größe angepasstes Wurzelsystem, das enorme Mengen an Energie verbraucht. Nach der Kappung kann es nun nicht mehr vollständig versorgt werden. Die Konsequenz: Entsprechend große Teile davon sterben ab.

Kappungen, die durchgeführt werden, um Bäume sturmfest zu machen, erreichen oft das Gegenteil. Denn mit den absterbenden Wurzeln verschwindet auch die Stabilität. Und noch eine andere Gefahr droht: Um zu überleben, bildet der Baum büschelweise neue Zweige und besonders große Blätter. Er hungert, und nur durch Blätter kann er den lebensrettenden Zucker herstellen. Aus diesen Zweigen werden später einmal Stämme. Und da die Wunde, denen sie entsprießen, durch Pilzbefall fault, bricht dieser Strauß aus Holz irgendwann auseinander und sorgt damit für genau die Gefahr, die man durch die Kappung einst ausschließen wollte.

Und nun? Bäumen kann man durch Schneiden generell nicht helfen. Geht es dagegen um das Beseitigen von Gefahren, dann ist eine vorsichtige Kronenkürzung an dünneren Ästen weit entfernt vom Stamm möglich. In den meisten anderen Fällen bleibt als Alternative nur die komplette Beseitigung. Das klingt brutal? Das finde ich auch. Die Lösung setzt viel früher an. Städteplaner und Hauseigentümer sollten sich genau überlegen, wo sie einen Baum pflanzen, und vor allem: Wenn die eigene Fantasie nicht ausreicht, sich vorzustellen, wie groß so ein Baum werden kann, dann sollte ein Fachmann hinzugezogen werden.

144

Lassen Sie mich an dieser Stelle noch einmal auf die Gefährlichkeit von Bäumen für Menschen zurückkommen. In der Stadt sind den fallenden Stämmen meist Autos oder Häuser im Weg und damit auch ihre Bewohner. Doch auch auf dem Land sind es Straßen, Schienen und Wanderwege, auf denen Menschen unterwegs sind. Leider kommt es immer wieder zu tragischen Todesfällen. Und das führt, obwohl extrem selten, oft zu völlig überzogenen Reaktionen unter dem Stichwort »Verkehrssicherungspflicht«. Sie besagt Folgendes: Wenn Sie einen oder mehrere Bäume besitzen, dann haften Sie für die Gefahren, die von ihnen ausgehen. Das ist so ähnlich wie mit einem Hund, für den Sie deshalb besser eine Tierhalter-Haftpflichtversicherung abschließen sollten.

Für Bäume, die ja Teil Ihres Grundstücks sind, geht das grundsätzlich auch. Problematisch wird es nur, wenn durch einen herabstürzenden Ast Personen verletzt oder gar getötet werden. Dann sind Sie ein Fall für das Strafrecht, vor dem Sie keine Versicherung schützen kann. Und weil niemand wegen eines morschen Baums im Gefängnis landen will, hat sich in den letzten Jahren eine Übersensibilisierung für dieses Thema entwickelt. Es wurde eine Spirale in Gang gesetzt, die für Stadtbäume, aber auch die von Straßen zerschnittenen Wälder lebensbedrohlich geworden ist.

Die Ausgangslage: Bäume fördern die Gesundheit, wie ich schon weiter oben beschrieben habe. Wenn besagte 21 Bäume pro Wohnviertel die Lebensspanne um 1,4 Jahre verlängern, wie sieht es dann mit dem lebensverkürzenden Potenzial kranker Bäume aus? Ich habe dazu viele Statistiken gewälzt und bin doch nicht recht fündig geworden. Das Problem: Häufig werden darin verschiedene Ursachen vermischt. So kommen jedes Jahr viele Verkehrsteilnehmer durch Bäume zu Tode. Doch bei genauerem Hinsehen stellt sich heraus, dass es um Fahrten geht, bei denen ein Pkw aus der Bahn getragen wird und tragischerweise gegen einen Baum fährt. Ein anderer

Grund sind Naturkatastrophen wie Stürme, die regelmäßig zu entwurzelten Bäumen und von ihnen erschlagenen Passanten führen. Doch solche Unglücksfälle unterscheiden sich kaum von denen, die durch herabstürzende Dachteile verursacht werden – Stürme stellen nun mal eine Wetterlage dar, bei der man möglichst nicht vor die Tür gehen sollte. Solche Extreme können meiner Meinung nach nicht kranken Bäumen angelastet werden. Die Gesamtzahl der Unfälle, die wie aus heiterem Himmel von herabfallenden Ästen oder ohne äußere Einwirkung gleich ganz abbrechenden Bäumen verursacht wird, dürfte sich dagegen im niedrigen zweistelligen Bereich halten.

Und das würde ich gerne einmal in Relation zur Gesamtbevölkerung Deutschlands setzen. Gehen wir von 20 Todesfällen im Jahr – das ist aufgrund der Nachrichtenlage über solche Ereignisse schon eher hoch gegriffen – und einem Durchschnittsalter der betroffenen Personen von 40 Jahren aus. Umgerechnet auf die Gesamtbevölkerung Deutschlands würde das bedeuten: Eine Lebensspanne von 80 Jahren würde durch gefährliche Bäume um durchschnittlich 0,00001 Prozent reduziert. Die Anwesenheit der Bäume in der Stadt hingegen erhöht die Lebensspanne um rund 1,8 Prozent. Das ist das 180000-Fache. Selbst wenn man nun etwas weniger Bäume »sanieren« würde und sich das Verhältnis dadurch etwas annäherte – es bliebe zwischen beiden Aspekten immer noch ein gewaltiger Größenunterschied, der eine radikale Beseitigung vermeintlich gefährlicher Bäume infrage stellt. Ich betone das deswegen so, weil die Verkehrssicherung mittlerweile geradezu obsessive Züge annimmt.

Nach Angaben des Statistischen Bundesamtes werden allein in Deutschland 18000 Quadratkilometer Landschaft für den Verkehr in Anspruch genommen. Viele dieser Straßen führen durch Waldgebiete. Und dort treffen sie auf Förster, die völlig

überfordert sind. Sie sollen die Sicherheit der Waldränder ge-
währleisten, sollen schriftlich garantieren, dass von den Hun-
derttausenden großen Bäumen ihres Reviers nichts zu befürchten ist. Auch wenn die natürlich nicht alle an Straßen
und Wanderwegen stehen, so können 30 Meter hohe Bäume
natürlich auch 30 Meter weit fallen. Dadurch ist mindestens
ein Streifen dieser Breite zu kontrollieren, was somit große
Waldstücke umfasst.

Hierzu hat sich ein Prozedere herausgebildet, welches eine
Sichtkontrolle der betroffenen Bäume zweimal pro Jahr vor-
schreibt: Einmal im belaubten und einmal im unbelaubten Zustand, will heißen: jeweils einmal im Sommer und im Winter.
Doch wie soll das zu bewerkstelligen sein? Vom Auto aus geht
es nicht, weil sonst die hinteren Bäume unkontrolliert bleiben.
Dazu ist eine Sichtkontrolle der Stammrückseite nicht möglich.
Also heißt es aussteigen und zu Fuß gehen. Doch nicht einfach
entlang der Straße, nein, im Zickzack entlang des 30-Meter-
Streifens, um ja keinen riskanten Kandidaten zu übersehen. Und
was heißt schon Kontrolle? Was etwa bedeutet dieser merk-
würdige Pilz, der da aus einer alten Spechthöhle am Stamm
lugt? Winkt er schon herüber und droht mit einem Gefängnis-
aufenthalt? Oder ist es ein harmloser Vertreter seiner Art, der
die Baumgesundheit nicht im Mindesten stört und sogar ein
wichtiger Bestandteil der Artenvielfalt ist? Ich könnte es nicht
sagen, und die meisten meiner Kollegen sicher auch nicht.

Doch wer sich nicht um Kopf und Kragen protokollieren
möchte, lässt im Zweifelsfall jeden halbwegs verdächtigen
Baum absägen. Besonders ängstliche Zeitgenossen lassen
gleich links und rechts der Fahrbahn alles innerhalb des be-
sagten Streifens fällen. Das hat einen weiteren Vorteil: Die
Straße wird einmal aufwendig abgesperrt, das Holz noch ge-
winnbringend verkauft, und danach ist für 30 Jahre Ruhe –
also bis zur Pensionierung. Kein Wunder, dass dieses Rundum-
sorglos-Modell landauf, landab Schule macht. Das Problem

an dieser Praxis ist genau dies: Dass sie als gute, fachliche Praxis auch vor Gericht gewertet wird, also als Standard, an dem persönliches Fehlverhalten gemessen wird. Wer mag dahinter noch zurückstehen? Andererseits ist mir kein Fall bekannt, bei dem ein Kollege tatsächlich hinter Gitter gewandert ist, weil er einen Baum übersehen oder falsch beurteilt hat, der dann tatsächlich zu einer realen Gefahr wurde.

Und die Alternative? Es gibt Baumpfleger, die auch Spezialisten auf dem Gebiet holzzerstörender Pilze sind. Sie begutachten auffällige Kandidaten und können Entwarnung geben oder wenn nötig auch die Fällung veranlassen. Zudem beurteilen sie die Standsicherheit von Bäumen, die etwa im Rahmen von Bauarbeiten im Wurzelraum beschädigt wurden. Selbst ich habe solche Dienste schon regelmäßig in Anspruch genommen und das nicht nur im Revier. So steht in meinem Garten eine Kiefer, die sich schon vor Jahrzehnten in einem Sturm um 45 Grad neigte. Der Baum ist rund 140 Jahre alt und entsprechend groß und schwer – wie er sich in dieser Schräglage überhaupt nur einen Tag halten kann, ist mir ein Rätsel. Und meinen Nachbarn auch. Um Klarheit zu erhalten, ließ ich einen Spezialisten kommen, der mir zuvor schon im Revier gute Dienste geleistet hatte. Er kennt sich so gut mit den Details aus, dass er besonders viele Bäume retten konnte. Das ist übrigens das Kennzeichen von echten Profis; schlechte Gutachter lassen wie die Förster sicherheitshalber alles Verdächtige umsägen.

Dieser Spezialist hingegen gab Entwarnung. Die Kiefer sei so gut verwurzelt, habe sich so verstärkt, dass sie gefahrlos stehen bleiben könne, was mich natürlich sehr freute. Schließlich ist das Forsthausgrundstück ein Waldgrundstück und soll es auch bleiben.

Aber warum wird nicht überall so sorgfältig geprüft? Sie ahnen es vielleicht schon: Auch hier geht's um das Geld. Die

Förster werden ja ohnehin bezahlt, weitere Aufgaben satteln die vorgesetzten Behörden einfach obendrauf. Das ist billig und schafft zumindest auf dem Papier Ruhe. Der Druck wird nach unten weitergegeben und führt zu den Kahlschlägen entlang der Straßen. Die Lösung wäre also ein Heer von Gutachtern, die neu eingestellt dafür sorgen könnten, dass jährlich Hunderttausende Bäume gerettet werden könnten. Wenn man die positiven gesundheitlichen und ökologischen Auswirkungen gegenrechnete, könnte sich das sogar finanziell lohnen.

Eine ganz andere Frage tauchte für mich bei einem Besuch des polnisch-weißrussischen Urwalds von Białowieża auf. Dort wanderte ich mit Piotr Tyszko-Chmielowiec, einem befreundeten Wissenschaftler. Überall lagen dicke, tote Baumstämme herum oder wuchsen riesige Eichen und Linden, deren meterdicke Stämme innen ausgefault und hohl wie ein Ofenrohr waren. Bis dahin war ich der Meinung gewesen, dass dieser Prozess der Zersetzung für die lebenden Bäume grundsätzlich negativ sei. Das mag auch auf viele Fälle zutreffen, doch an diesen gefallenen Riesen zeigte mir Piotr, dass der Pilzbefall auch ganz andere Gründe haben kann. Seiner Meinung nach würden es alte Bäume geradezu darauf ankommen lassen, Pilze einzuladen und ihnen ihr Holz zum Fraß anzubieten. Klingt nach Selbstmord in Zeitlupe? Nicht ganz, wenn man Piotrs Argumentation folgt. Ausschlaggebend für die Einladung solcher Parasiten ist die Unfähigkeit der Bäume, den eigenen Standort zu verlassen. Im Laufe der Jahrhunderte saugen sie mit ihren Wurzeln alle verfügbaren Nährstoffe, vor allem Mineralien und Stickstoffverbindungen, in der Umgebung des Stammfußes ein – irgendwann sollte von dieser Seite her Schluss sein und das Ende des Baums eingeläutet werden. Schließlich sind in einem ausgewachsenen Urwaldriesen nach 500 Jahren bis zu 30 Tonnen Biomasse eingeschlossen. Eingeschlossen insofern, als dass das lebende

Gewebe und die stillgelegten Jahresringe im Stamminneren nicht mehr am Kreislauf des Lebens teilnehmen, wo Wesen durch andere abgebaut und damit die Nährstoffe wieder freigesetzt werden. Der Boden verarmt also immer weiter, und irgendwann ist alles Erreichbare aufgebraucht.

Die Devise, um doch noch ein paar Jahrzehnte oder gar Jahrhunderte länger auszuharren, lautet: Kompostiere dich selbst! Pilze, die durch eine Stammwunde eindringen, zersetzen bei ihrer Fresstätigkeit das Holz zu einer Art Humus, weich, bröselig und feucht. In diese »Erde« hinein kann der Baum nun innerlich Wurzeln wachsen lassen und damit Nährstoffe, die er in früheren Jahren in Form von Jahresringen eingelagert hatte, ein zweites Mal aufsaugen.

Meine erste Assoziation war ein Bild der Selbstverstümmelung, doch vielleicht trifft es der Vergleich des Wiederkäuens besser. Wie eine Kuh, die den Mageninhalt noch einmal hochwürgt und kaut, zerlegt der Baum den Inhalt seines Innenstamms und saugt ihn noch ein zweites Mal auf. Im Unterschied zur Kuh hat dieser Inhalt allerdings in der Vergangenheit zu seinem Knochengerüst gehört. Und das scheint genau die Krux zu sein: Wird er durch die Zersetzung seiner tragenden Elemente nicht instabil und bricht ab? Genau dies ist die entscheidende Frage, deren Antwort davon abhängt, welches und wie viel Holz von den Pilzen befallen wird. Das Innerste des Stamms, die ältesten Jahresringe, die noch aus der Baumjugend stammen, sind für die Festigkeit kaum von Bedeutung. Das können Sie an jedem Stahlrohr (etwa einem Fahrradrahmen) sehen, welches innen ebenfalls hohl ist und dennoch die volle Tragfähigkeit besitzt. Solange ein Stamm nicht zu mehr als zwei Dritteln ausgefault ist, besitzt er im Regelfall noch eine völlig ausreichende Stabilität.[73]

Szenenwechsel. Im Oktober 2018 besuchte mich Robert Moor, ein Autor aus British Columbia. Wir sprachen über die universelle Anwendbarkeit von sozialen Systemen. Ist das Leben der Bäume hinsichtlich ihrer sozialen Fähigkeiten vergleichbar mit menschlichen Gemeinschaften, liegt ihnen vielleicht ein gemeinsames Prinzip zugrunde? Ich verneinte das zunächst, denn Bäume haben ausgeprägtere ausgleichende Fähigkeiten. Innerhalb einer Art teilen Urwaldbäume über die Wurzeln Zuckerlösung, warnen sich gegenseitig per Duft- und Wurzelkommunikation über Gefahren, kurz, es setzt sich niemand an die Spitze und kumuliert Reichtum. In menschlichen Sozialsystemen gibt es das natürlich prinzipiell auch. Über ein Steuersystem zahlen Reiche in einen Topf, aus dem ärmere Menschen Zahlungen erhalten. So gibt es einen gewissen Ausgleich, allerdings nicht über ein relativ geringes Grundniveau hinaus.

Während ausgewachsene Bäume ihre Kräfte über die geschilderten Prozesse angleichen, sodass individuelle Unterschiede in der Leistungsfähigkeit relativ gering ausfallen, gibt es in menschlichen Gesellschaften immense Unterschiede. Hier kann ein Individuum wie Bill Gates Reichtümer in Größenordnungen anhäufen, die für die dauerhafte Versorgung der Bewohner ganzer Kleinstädte reichen würden. Da ist der Wald anders.

Oder doch nicht? Während des Gesprächs mit Robert Moor kam mir wieder die Unterhaltung mit Piotr in den Sinn. Kumuliert nicht auch ein großer Baum gigantische Mengen an Nährstoffen? Diese teilt er zwar in gewissen Rahmen mit seinen Nachbarn, doch im Stamm sind nach Jahrhunderten riesige Vorräte unteilbar gespeichert, der umgebende Boden in Bezug auf verfügbare Mineralien quasi leer gefegt. Indem er (gewollt oder ungewollt) fault, setzt er die Nährstoffe wieder frei, und der Humus, der bei diesem Prozess entsteht, wird nicht nur für ihn, sondern auch für die Nachbarn verfügbar.

Der Humus, den die Bill & Melinda Gates Foundation zur

Verfügung stellt, besteht hingegen aus einem dicken Bankkonto. Und Bill Gates scheint keine Ausnahme unter den Superreichen zu sein, sondern eher die Regel. Egal ob Schauspieler, Firmeneigentümer oder Fußballer, sehr viele reiche Menschen sehen ab einem gewissen Punkt keinen Sinn mehr darin, möglichst viel Geld zu besitzen. Sie möchten zwar die Kontrolle darüber behalten, wer in welcher Weise von ihrem Vermögen profitiert, doch loswerden wollen sie in jedem Fall große Teile davon – ansonsten plagt das soziale Gewissen.

Ist das prinzipiell nicht das Gleiche wie das Verteilsystem eines Waldes? Bäumische und menschliche Gemeinschaften haben in erster Linie ein Interesse an Stabilität, und diese wird durch Ungleichheit gefährdet. Was nützen einem Baum Massen an Nährstoffen, wenn sein Umfeld kränkelt? Schwächelt der Wald, dann wird auch ein starker Baum nicht besonders alt. Wer erzeugt das erfrischend kühle Sommerklima, wer hilft ihm, falls er selbst einmal krank wird? Ähnliches kann sich jeder Milliardär in Bezug auf das ihn umgebende Sozialsystem eines Staates fragen.

Wenn wir also vermeintlich kranke Bäume betrachten, die ihr Inneres durch Pilze kompostieren, dann sollten wir zweimal überlegen, ob wir eingreifen. Zum einen ist es ja die eigene Gesundheit, die von Bäumen in unserem Umfeld abhängt, zum anderen ist es möglicherweise ein weiterer Beweis dafür, dass Natur nicht Kampf, sondern Solidarität bedeutet. Und solche Beweise sollten nur im äußersten Notfall mit der Motorsäge beseitigt werden.

Manchen Menschen erscheinen derartige Interpretationen als zu weit hergeholt. Sie unterstellen sogar der neu aufflammenden Liebe zur Natur, ein besonderes Phänomen unserer Tage zu sein: die Realitätsflucht, oder wissenschaftlicher ausgedrückt: der Eskapismus.

Sehnsucht nach der heilen Welt

Ist der Trend hin zur Natur und speziell zum Wald wirklich in jedem Fall positiv zu bewerten? Oder zeigt er nicht vielmehr eine zunehmende Realitätsflucht anwachsender Bevölkerungsteile, die in ihrer Freizeit nichts mehr von Politik oder Umweltzerstörung hören wollen und stattdessen eine heile Welt suchen, die so aber gar nicht existiert?

Diesen Vorwurf habe ich schon sehr oft im Zusammenhang mit meinem Baum-Bestseller zu hören bekommen. Er wird damit in eine Reihe mit fiktionaler Literatur wie etwa Krimis gestellt, was für sich genommen ja noch nichts Negatives wäre. Doch den Leserinnen und Lesern wird damit die Absicht abgesprochen, sich ernsthaft mit einem der zahlreichsten Wesen, die uns umgeben, näher zu beschäftigen. Stattdessen ginge es um die Flucht aus dem Alltag, was durch Computerspiele, TV-Serien oder eben solcherlei Naturbücher gleichermaßen geschehen könne.

Natürlich suchen wir nach einem anstrengenden Tag Entspannung und Abwechslung. Ob beim Sport, einem schönen Essen oder eben einem guten Buch, die Erholung von der Arbeit bei einer kontrastierenden Tätigkeit ist keine Flucht, sondern ein völlig normaler Vorgang, wie ihn Menschen in abgewandelter Form schon seit ihrer Anwesenheit auf diesem Planeten betreiben. Exakt deshalb konnten schließlich viele kulturelle Dinge wie Musikinstrumente und Höhlenmalereien überhaupt erst entstehen.

Nun sind wir mittlerweile im Alltag sehr häufig oder oft sogar ausschließlich von kulturellen Dingen umgeben. Unsere

Häuser, Autos, Straßen und Arbeitsplätze – bestehen sie nicht alle aus künstlichen Formen, naturfernen Materialien sowie Gerüchen, die nicht im Entferntesten etwas mit würzigem Wald- und Wiesenduft zu tun haben? Kultur ist schließlich das Gegenteil von Natur, umfasst also alles, was Menschen geschaffen haben. Dazu gehören im weitesten Sinne auch Felder und sogar Forste mit gepflanzten Nadelbäumen. Wenn aber unser gesamter alltäglicher Lebensraum ohne Natur gestaltet ist, ist es nicht geradezu eine Notwendigkeit, ab und an unser natürliches Ökosystem aufzusuchen? Könnte es nicht sogar eine instinktive Sehnsucht nach der Umgebung sein, für die unsere Sinne eigentlich gemacht sind? Den Trend zurück zur Natur könnte man so gesehen eher als Ausbruch aus einem selbst geschaffenen Gefängnis interpretieren denn als träumerisches, zu belächelndes Verweigern der Wirklichkeit.

Doch genau in diesem Sinne wird neben dem Begriff der Esoterik der des Eskapismus von Kritikern an der neu erwachten Liebe zum Wald als zweite negative Bezeichnung ins Spiel gebracht, häufig verschlüsselt in knackigen Überschriften wie zum Beispiel »Ist der Baum der bessere Mensch?«

Unter dieser Schlagzeile schrieb Martin Ebel im Schweizer *Tagesanzeiger*, dass der Wald als Inbegriff der Natur und als Gegensatz zu Stadt und Industrie eine deutsche Erfindung sei. Die Aufwertung der wilden Natur zum Seelenraum sei ein Werk der Romantiker.[74] Im Artikel schreibt er den westlichen Menschen eine besondere Wahrnehmung des Waldes zu, ohne jedoch die wissenschaftlichen Befunde bezüglich der Wirkungen des Waldes auf Körper und Psyche abzustreiten. Für mich ist Ebel ein typischer Verteidiger der alten Sicht auf die Natur als große Maschine, einem seelenlosen System, das neuerdings heilsuchende Ökos aufsuchen.

Und er hat ja nicht ganz unrecht, zumindest in Bezug auf den Wandel der Waldsicht in Europa. Es waren die Romantiker, die dem Wald sein positives Image zurückgaben. So durfte ich im Schönbuch, einem großen Waldgebiet in Baden-Württemberg, den sogenannten Olgahain besuchen. Wir drehten gerade in größter Julihitze eine Folge für meine Fernsehsendung und waren schon stundenlang durch arg malträtierte Wälder (oder besser: Plantagen) gelaufen. Stark aufgelichtete Kiefernbestände mit vielen frischen Baumstümpfen folgten auf Laubwälder, deren Stämmchen erst wenige Jahrzehnte alt und trotzdem schon ausgedünnt waren. An den Wegen stapelte sich das Holz und erinnerte mich an gestrandete Wale.

Nach einem steilen Anstieg wandelte sich die Szenerie abrupt: Wir erreichten einen uralten Buchenwald, in dem die Luft spürbar kühler wurde. Er war durchzogen von kleinen Pfaden mit Steinstufen, hier und da luden Bänke zum Verweilen ein, und die wenigen Sonnenstrahlen, die durch das Kronendach der mächtigen Bäume drangen, spiegelten sich in kleinen Teichen. So stellte ich mir einen halbwegs natürlichen Wald vor. Doch Henning, der Producer, holte mich auf den Boden der Tatsachen zurück. Natürlich sei hier absolut gar nichts, ganz im Gegenteil: Der Buchenbestand sei Teil einer Anlage, die sich eine romantisch veranlagte russische Großfürstin namens Olga habe bauen lassen. Ihr Mann, König Karl von Württemberg, ließ den Hain 1871 in den Berghang setzen, doch schon wenige Jahrzehnte später verwilderte die Anlage und geriet in Vergessenheit. Erst in den 1970er-Jahren restaurierte ihn die Forstverwaltung vorsichtig und ließ dabei den Baumbestand weitgehend unangetastet. Daher präsentiert er sich heute wie ein Urwald, der von gepflegten Pfaden durchzogen ist.

Aber zurück zur Romantik: Sind wir wirklich erst seit dieser Zeit Waldliebhaber? Betrachteten wir den Wald davor als dunklen Hort schrecklicher Ereignisse, wie ihn die Gebrüder Grimm immer wieder in ihren Märchen beschrieben? Und vor allem: Sind es nur wir »westlichen« Menschen, die den

Wald als Sehnsuchtsort begreifen? Neben den Begriffen Esoterik und Eskapismus schleicht sich mir gerade der Ausdruck Dekadenz in den Kopf. Er ist der Dritte im Bunde, wenn es darum geht, unser neues Gespür für die Natur zu diskreditieren.

Sind wir wirklich dekadent, übersättigt und suchen in dieser materiell fast perfekten Welt lediglich ein Ventil für unseren Überdruss? Ein oft gehörtes Argument zu dieser Sichtweise ist die Verteidigung von Nadelholzplantagen und die Ablehnung von Waldschutzgebieten mit folgender Begründung: Wenn wir in unserer heilen Welt Wälder unter Schutz stellen und dort jeglichen Holzeinschlag verbieten, dann muss der Bedarf durch erhöhte Importe gedeckt werden. Das würde jedoch noch mehr Raubbau an Regenwäldern bedeuten – also sollten wir besser sämtliche heimischen Wälder für den Holzeinschlag freigeben.

Für mich sind derartige Aussagen Zeichen wahrer Dekadenz. Wer mithilfe solcher Argumente Naturressourcen plündern möchte, dabei den Verfall von Normen (z. B. der Nachhaltigkeit der Ökosysteme) in Kauf nimmt und droht, ansonsten andernorts zu plündern, demonstriert nur seine Ignoranz. Es ist ganz im Gegenteil materiell und kulturell überlebenswichtig, mehr Wald zu schützen als bisher. Und was könnte ihn besser schützen als positive Emotionen? Romantiker haben diese lediglich wiederentdeckt, denn Bäume waren vor dem dunklen Mittelalter schon einmal ganz anders angesehen, wie die germanischen und keltischen Baumkulte belegen.

Ich sehe die wachsende Attraktivität der Natur, speziell der Wälder, als eine zumindest zeitweise Rückkehr aus der künstlichen Welt unserer Siedlungen in das Ökosystem, für das wir geschaffen und von dem wir schließlich auch immer noch vollständig abhängig sind. Städte sind ja nichts anderes als eine Verdichtung unserer Produkte. Diese werden zwar hier gehandelt, aber in der Regel nicht hergestellt, und erst recht sind sie nicht zwischen den Gebäuden gewachsen. Die Kunstwelt Stadt übt auf uns jede Menge Reize aus, für die wir ursprünglich nicht geschaffen wurden.

Ein solcher Reiz ist beispielsweise Lärm. Das Umweltbundesamt hat 2016 eine repräsentative Umfrage durchgeführt und darin nach den Hauptquellen für die Lärmbelästigung gefragt. An erster Stelle kommt der Straßenlärm, Nummer zwei sind überraschenderweise die Nachbarn. Auf den weiteren Plätzen folgen Industrie, Flugverkehr und die Schiene; oft wirken mehrere Verursacher gleichzeitig.[75]

Lärm verursacht Herz-Kreislauf-Erkrankungen. Die WHO empfiehlt daher, die dauerhafte nächtliche Lärmbelastung nicht über 40 dB(A) ansteigen zu lassen.[76]

Das bedeutet: Alles, was lauter ist als leises Flüstern, kann dauerhaft zumindest Schlafstörungen verursachen. Wären Übernachtungen in der Natur eine Alternative? Nicht unbedingt, denn ein Wald ist nicht grundsätzlich still. Die Bäume rauschen im Wind, Vögel singen, und Hirsche röhren. Ein leichter Regen bringt bereits 40 dB(A) zustande, ein Gewitter auch mal über 80 dB(A) – das kommt schon in die Nähe eines Presslufthammers. Der Unterschied zur Stadt ist jedoch, dass diese Geräusche nicht permanent vorhanden sind, vor allem nicht die lauten.

Das können Sie in einer Nacht im Wald überprüfen, wenn Sie sich auf das kleine Abenteuer einlassen möchten. Machen Sie doch einfach einmal eine Nachtwanderung! Das Recht dazu ist gesetzlich verbrieft, und die Tiere stört Ihre Anwesenheit auch nicht, sofern Sie sich nicht besonders leise verhalten – dann gelten Sie in der Tierwelt als Jäger, und das stresst die Vierbeiner.

Die viel zitierten unheimlichen Geräusche werden Sie vergeblich suchen, denn obwohl ein Nachtwald eben nicht völlig still ist, so ist er doch in der Regel sehr ruhig. Der Wind schläft ein, sobald die Sonne hinter dem Horizont verschwunden ist. Auch die meisten Tiere verstummen, höchstens ein einsames Käuzchen ruft noch sein wimmerndes »Huhuhuhu«. Selbst bei uns im Forsthaus ist es so ruhig, dass manche Gäste gerade wegen der Stille schlecht schlafen – sie vermissen die Straßenbahn oder die rollenden Reifen auf dem Asphalt unter dem Fenster. Im Regelfall ist der Schlaf unter Bäumen aber Erholung pur für Ohren und Kreislauf.

Neben der Erholung vom Lärm spielt für viele Menschen die Luft eine Rolle, die im Wald ja ganz besonders sauerstoffreich sein soll. Sind Gänge unter Bäumen im Verhältnis zu einem Spaziergang in der Stadt nicht die reinsten Sauerstoffduschen für unsere Lungen? Auch das muss nicht in jedem Fall so sein; zur Klärung hilft hier ein Blick auf die kalte Jahreszeit. Dann haben die Laubbäume ihre Blätter verloren, und auch die Nadelbäume halten Winterschlaf. Das heißt: Zu dieser Zeit leben Buchen und alle anderen Arten von ihren Reserven, von Zucker, den sie den Sommer über gebildet und eingelagert haben. Bei der Bildung wurde unter dem Strich zwar Sauerstoff freigesetzt, doch im Winter ist es genau umgekehrt: Die Bäume verbrennen den Zucker in ihren Zellen und atmen dabei genau wie wir Menschen CO_2 aus. Keine Sorge, ersticken werden Sie nicht so schnell, denn ein großer Teil des Sauerstoffs stammt aus den Meeren und wird mit den Winden ständig frisch zu uns herübergewirbelt.

Bei einem Sonderfall des Sauerstoffs, dem Ozon (es besteht aus drei Sauerstoffmolekülen), ist die Situation in der Stadt paradoxerweise sogar besser als auf dem Land. Ozon ist ein aggressives, giftiges Gas, das die Lungen schädigt. Daher gibt das Umweltbundesamt spezielle Warnungen heraus, wenn der Wert im Sommer wieder einmal zu stark ansteigt. Ursache für die Bildung von Ozon ist unter anderem Stickstoffmonoxid, wie es von Kraftfahrzeugen ausgestoßen wird. Wenn die Sonne intensiv scheint, etwa an einem heißen Sommertag, reagieren Abgase mit dem Luftsauerstoff. Das entstehende Ozon verbindet sich am Ort des Entstehens, der Stadt, gleich mit neuen Abgasbestandteilen und wird dadurch zunächst wieder abgebaut. Driftet der Gascocktail mit dem Wind hinaus in die Natur, so wird das Ozon endgültig freigesetzt und reichert sich in der Luft an. Körperliche Belastungen sind an solchen Tagen also vor allem auf dem Land ein Problem.

Auch wenn unsere Instinkte, unsere Sehnsüchte uns zurück in die Natur führen, haben wir durch kulturelle Eingriffe im Siedlungsraum erreicht, dass selbst dort nicht mehr alles im Lot ist. Zumindest beim nächsten Aspekt – dem Staub – sieht die Lage im Wald aber deutlich besser aus.

Seit dem Dieselskandal ist die Luftreinhaltung noch einmal verstärkt auf die Agenda der Regierungen gekommen. Die europäische Umweltagentur veröffentlichte Ende 2018 einen Bericht, wonach in Europa pro Jahr rund 442 000 Menschen vorzeitig sterben (weltweit sind es nach diesem Bericht 6,5 Millionen).[77] Grund ist nicht nur der Feinstaub, sondern auch Stickoxide. Diese Schadstoffe kommen jedoch nicht nur aus den zu Recht gescholtenen Auspuffrohren, sondern auch aus den zahlreichen Schornsteinen. Sie zeugen von den über 12 Millionen Holzöfen, die nach Angaben des Bundesumweltamtes vor sich hin qualmen.

Ich drücke es bewusst ein wenig negativ aus, weil das richtige Heizen mit Holz eine Kunst ist, die vielfach ignoriert wird. Das geht schon mit dem Anzünden los: Entgegen landläufiger Meinung muss der Ofenanzünder, der das Kleinholz entflammen soll, nicht unter den Holzstapel im Brennraum, sondern obenauf gelegt werden. Nur dann qualmt es nicht in der ganzen Nachbarschaft, und nur so gelingt ein sauberer Abbrand. Zudem muss das Holz wirklich trocken sein, um einigermaßen sauber zu verbrennen. Einigermaßen sauber – das ist relativ. Während alle Welt auf Diesel-Pkw starrt, entströmt den Holzfeuerungen mehr Feinstaub als allen Pkw und Lkw zusammen.[78] Nicht dass wir uns falsch verstehen: Ein Holzfeuer ist eine feine Sache, und auch ich heize gerne unseren Kachelofen an. Die Frage ist jedoch, ob man diese Energiegewinnung auch noch staatlich fördern sollte, wie es beispielsweise bei den Pelletheizungen immer noch der Fall ist. Ein Übriges tut die Landwirtschaft, deren Ausgasungen aus Gülle das Problem massiv verschärfen.

Zum Glück gibt es den Wald. Er kann im Extremfall bis zu 7 000 Tonnen Staub pro Quadratkilometer und Jahr aus der Luft filtern.[79] Waldluft ist also in dieser Hinsicht etwas wirklich Reines.

Wenn wir die hier beschriebenen Wirkungen des Waldes und der Natur um die der vorherigen Kapitel ergänzen, ist es dann ein Wunder, dass es uns immer wieder hinaus aus den Städten und zurück zu unseren Wurzeln zieht? Ist es nicht ein gesunder Instinkt, der zeigt, dass wir in Bezug auf unsere Sinne noch völlig intakt sind? So etwas Eskapismus zu nennen ist in der Tat absolut weltfremd.

Von Kindern lernen

Ein Ausflug in den Wald scheint heutzutage kaum noch spontan möglich zu sein, nein, er wird genau geplant. Und damit meine ich nicht nur die Festlegung eines Datums, sondern auch den detaillierten Ablauf. Nehmen wir einmal ein typisches Beispiel: Los geht es morgens um 9:00 Uhr mit dem Auto; das Eintreffen auf dem Wanderparkplatz wird auf 9:30 Uhr geschätzt. Weil die Familie den Gasthof Heidelust gegen 12:00 Uhr erreichen möchte (Tisch ist reserviert) und der Start am Parkplatz sich verzögert hat, wird während der Wanderung Tempo gemacht – nicht dass der reservierte Tisch nachher anderweitig vergeben wird! Gott sei Dank hat alles geklappt, und nach der ausgiebigen Mahlzeit geht es in etwas gemächlicherem Schritt zurück zum Auto. Nervend waren nur die Kinder. Sie haben immer wieder herumgetrödelt, wegen des Tempos gequengelt und sind ständig stehen geblieben. Jeder Ast war interessant, jeder bemooste Stumpf eine Untersuchung wert.

An den Kindern sollten wir uns orientieren. Schließlich gehen wir in den Wald, um ihn zu genießen. Doch vor lauter Hektik im Alltag, der heute mittels Terminkalender auf dem Handy bis auf die Minute durchgeplant ist, übertragen wir dieses Verhalten auch auf unsere Freizeit. Und auf unsere Kinder.

Ich war vor Kurzem mit einer Journalistin im Wald, die über Kinderführungen berichten wollte. Sie brachte ihre Freundin und deren zwei Kinder mit, um zu beobachten, wie ich mit solchen Gruppen umgehe. Die Begegnung war für mich ebenfalls sehr aufschlussreich.

Zunächst waren die Kleinen Feuer und Flamme, wollten die ganzen Geheimnisse des Waldes lüften – und zwar im Sekundentakt. Kaum hatte ich ihnen etwas gezeigt, so fragten sie gleich: »Und was kommt jetzt?« Unwillkürlich kam mir dabei das Konsumieren von Unterhaltungsprogrammen im Internetzeitalter in den Sinn. Auch hier wird ständig umgeschaltet und parallel geschaut, etwa mittels TV und Tablet.

Ich kann mir vorstellen, dass ein solches Verhalten auch schon auf kleinere Kinder abfärbt, doch das Verhalten der beiden änderte sich nach einer halben Stunde. Sie wurden immer langsamer in ihrer Gehgeschwindigkeit und blieben schließlich bei einem Stumpf stehen. Hier zeigte ich ihnen, was es unter der Rinde alles zu entdecken gibt. Da waren Asseln, die sich, unvermittelt dem grellen Sonnenschein ausgesetzt, schnell wieder in der nächsten Ritze versteckten, Hundertfüßer, die sich auf der Jagd nach anderen Insekten über das morsche Holz schlängelten, und Ameisen, die sich ein Nest in den Stumpf genagt hatten. Nach zwanzig Minuten wollten die Erwachsenen schon weitergehen, doch ich winkte ab. Die Kinder waren noch so im Entdeckerfieber, dass ich sie ungern unterbrechen wollte. Mir wurde klar, dass genau so ein idealer Waldspaziergang mit jungen Menschen aussehen sollte – exakt in ihrem Tempo.

Müssen sich Kinder an die Marschgeschwindigkeit von Erwachsenen anpassen, sollen sie der Tiere wegen leise sein und wird jede Entdeckung mit der Aufforderung unterbunden, doch bitte nicht zu trödeln, dann dauert es nicht lange, und Wanderungen werden für die Kinder zur todlangweiligen Sache. Auch ich habe in meiner Jugend so empfunden. Spaziergänge am Wochenende hatten immer ein Ziel, was auf dem möglichst kürzesten Weg und unterbrechungsfrei zu erreichen war. Sicher haben meine Eltern das ganz anders empfunden, kann man sich doch während solcher Ausflüge prächtig unterhalten. Für uns Kinder war es jedoch deutlich langweiliger, als wenn wir mit unseren Freunden durch die Wälder zogen, kleine Hütten bauten und Räuber und Gendarm spielten. Und vor allem: Wir konnten Krach machen, so viel wir wollten.

Bei Familienwanderungen mahnen die Eltern ihre Kinder häufig, mit Rücksicht auf die Tierwelt leise zu sein. Das ist jedoch völlig unnötig, im Gegenteil: Wenn Tiere laute Menschen hören, entspannen sie sich. Der Grund: Ihnen ist sofort klar, dass hier keine Jäger kommen. Welcher Grünrock ist schon laut auf der Pirsch? Neulich war während einer Waldführung meines Kollegen Josef Eichler Folgendes zu beobachten: Die Gruppe lauschte gespannt seinen Ausführungen, aber nicht nur die Gruppe. Hinter ihnen stand ein Reh, das ebenfalls aufmerksam zuhörte und ganz ruhig stehen blieb. Es behielt zwar die potenziell gefährlichen Menschen im Auge, ordnete sie aber klar als harmlos ein.

Bei Führungen mit Kindern lasse ich diese zuerst einmal so laut schreien, wie sie können. Das baut die Anfangsscheu ab (sie kennen mich schließlich gar nicht) und macht sie locker. Genau wie die Wildtiere, die nun sehr deutlich wahrnehmen, dass von den kleinen Waldbesuchern keine Gefahr ausgeht.

Dann kommt häufig schon das zweite Thema: Schmutz. Dass sich Kinder heute dreckig machen dürfen, gilt als Gesetz. Allerdings nur für die Kleidung, bei den Händen sieht das schon ganz anders aus. Walderde an den Fingern und dann das Butterbrot auspacken – das kommentarlos mit anzuschauen ist von manchen Eltern schon zu viel verlangt. Doch ist Walderde wirklich Schmutz? Natürlich nicht, denn sie besteht aus Mineralboden und Humusbestandteilen – beides ist weder giftig noch unhygienisch. Lassen Sie also Kinder ruhig kräftig mit den Händen im Boden wühlen; noch besser: Beteiligen Sie sich daran! Kinder sind so gute Lehrer, wenn es darum geht, sich unbefangen der Natur zu nähern. Wenn wir es schaffen, den Wald ebenso zu genießen wie sie, dann wird das vielleicht ein wenig fadenscheinig gewordene Band zwischen uns und der Natur auch wieder stabil.

Alles unter Kontrolle?

Menschen versuchen schon seit Jahrtausenden, die Natur unter ihre Kontrolle zu bringen. Warum ist dieses Verlangen eigentlich so enorm? Keine andere Spezies gestaltet gezielt ihre Umwelt, um sie ihren Bedürfnissen anzupassen. Gewiss gibt es Tierarten, die ihre Lebensräume ständig in ihrem Sinne verbessern. So brauchen viele große Pflanzenfresser wie Elefanten oder Hirsche Savannen mit lockerem Baumbestand. Dichter Wald hält für sie zu wenig Gras und Kräuter bereit. Durch ständige Beweidung, vor allem aber den Fraß an Bäumen sorgen sie dafür, dass sich kein dichter Baumbestand entwickeln kann. Und dort, wo sich das Kronendach doch einmal schließt, werden die Bäume durch das Abschälen der Rinde so beschädigt, dass immer wieder einzelne Exemplare absterben. Dieses Abschälen geschieht jedoch aus Hunger, nicht wegen eines höheren Plans, wie zum Beispiel neue Weidegründe zu schaffen. Ganz nebenbei verbessern die Tiere damit ihre künftige Futtersituation.

Vergleichbares finden wir auch in unserer Vergangenheit. Die umherziehenden Jäger und Sammler haben sicher nicht absichtlich größere Landschaften umgeformt. Zwar griffen sie in Tierbestände ein und fällten den ein oder anderen Baum, um Feuerholz und Material für ihre Werkzeuge zu gewinnen, aber der Wald blieb im großen Ganzen unangetastet.

Das änderte sich erst mit der aufkommenden Landwirtschaft. Da wurden Wälder gerodet, Tiere gezüchtet und der Boden gepflügt. Rund um die kleinen Steinzeitsiedlungen traten massive Veränderungen in der Natur auf, und trotzdem:

Selbst jetzt hielt sich die Umgestaltung insgesamt in Grenzen, gab es noch überwiegend Urwald.

Die entscheidende Neuerung war die Erfindung des Nationalstaats. Wenn viele Menschen großräumig denselben Spielregeln unterliegen, ist eine Arbeitsteilung ungeahnten Ausmaßes möglich. Letztendlich hat dieses System dazu geführt, dass es heute Autos und Smartphones gibt, ohne dass die meisten Menschen imstande wären, auch nur eine einzige Komponente selbst anzufertigen.

Den Nationalstaat haben die alten Ägypter vor 5000 Jahren erfunden. Er half den Pharaonen unter anderem, gewaltige Pyramiden zu erschaffen. Die größte von ihnen ließ Pharao Cheops aus 2,3 Millionen Steinblöcken errichten. Jeder von ihnen wiegt über eine Tonne. Um das Gebäude innerhalb seiner 20-jährigen Regierungszeit fertigstellen zu können, musste durchschnittlich alle zwei Minuten ein Block gefertigt, herantransportiert und eingesetzt werden.[80]

Ein solches Staatswesen kann die Natur viel effektiver ausbeuten als ein kleiner Clan, es kann über große Entfernungen hinweg organisieren und umverteilen. Und das geschah nach und nach in allen Erdteilen. Egal ob Azteken, Chinesen oder Römer, alle nutzten auf einmal große Landschaften und begannen, sie ihren Bedürfnissen anzupassen. Je besser sich die Natur kontrollieren ließ, desto zuverlässiger konnte geplant und umso effektiver konnten Produkte erzeugt werden.

Diese Art der Kontrolle wurde bis heute immer weiter perfektioniert und findet sich in einem solchen Ausmaß in unseren Siedlungsräumen wieder, dass Natur dort praktisch nicht mehr zu erkennen ist. Letztendlich war die Erfindung des Nationalstaats der Startschuss zu einem Rennen um die Entfremdung von der Natur, ein Rennen, das durch heutige Erkenntnisse hoffentlich zu Ende ist. Die Entfremdung trifft ganz besonders auf Städte zu – dort würde trotz zahlreich vorhandener Bäume sicher niemand mehr von Wald sprechen. Doch weil das Band zur Natur niemals völlig zerrissen wurde, ist es auch kein Wunder, dass die Liebe zu ihr irgendwann umso stärker erwacht, je weiter entfernt wir von ihr sind.

Das Landleben-Stadtleben-Paradoxon

Ich kann mich noch gut an meine ersten Jahre im Revier erinnern. Bei Wind und Wetter genoss ich die Natur und freute mich an den Begegnungen mit wilden Tieren. Aber ich war hin und wieder auch entsetzt. Immer dann, wenn ich ein Bachtälchen in der Nähe eines der kleinen Dörfer querte, stieß ich auf Müll. Alte Glasflaschen, Autobatterien oder gleich ganze Pkws, die teilweise aus dem Waldboden lugten, machten mich fassungslos. Dazu Mengen an alten Waschmittelflaschen oder Pestizidbehältern aus Plastik – welcher Umweltfrevler hatte das hier entsorgt? Erst nach und nach wurde mir klar, dass es sich bei diesen Plätzen um alte Müllkippen handelte. Was ich nicht wusste: Erst in den 1970er-Jahren wurde eine geregelte Müllabfuhr eingeführt.

Wer mag schon Glasscherben oder Stahlschrott im Garten oder auf Wiesen und Feldern haben? Dort stört er bei der Arbeit, ist gefährlich oder landet gar mit dem Heu wieder in den Viehställen. Die Lösung war einfach: Ab damit in den Wald! Den mochte man ja ohnehin nie so recht leiden (denken Sie an die Aufforstungen gegen den Willen der Landbevölkerung).

Nun gut, mittlerweile gab der Wald Arbeit und brachte damit einen gewissen Wohlstand in die Dörfer. Noch in den 1950er-Jahren arbeiteten die Männer traditionell den Sommer über in der eigenen kleinen Landwirtschaft. Im Winter gab es dort wenig zu tun, und so verdingten sie sich im Forst als Waldarbeiter. Ungeregelte Müllhaufen hätten also auch in dieser neuen Arbeitsstätte gestört. Doch wie sah es mit steilen

Bachtälern aus? Hier konnte man ohnehin kaum Forstwirtschaft betreiben, zudem war die Müllentsorgung dort sehr bequem. Man brauchte bloß mit dem Fuhrwerk an die Böschung zu fahren und die ganze Ladung einfach hinunterzukippen. Schon war alles aus dem Blickfeld verschwunden, und über ökologische Belange zerbrach man sich seinerzeit ohnehin nicht den Kopf.

Der Müll, der damals anfiel, bestand überwiegend aus abbaubaren Substanzen: Leder, Holz, Geflecht aus Weidenruten, Textilien aus Baumwolle oder Wolle – all das verursachte wenig Probleme. Glasflaschen waren grundsätzlich mit Pfand belegt, und so wurden an nicht abbaubaren Dingen lediglich alte Teller oder Steinguttöpfe weggeworfen. Nach dem Zweiten Weltkrieg änderte sich das jedoch. Mehr und mehr Behälter wurden aus Kunststoff gefertigt, eine Flut an Einwegverpackungen fand ihren Weg in die Haushalte und anschließend in den Wald.

Dieser Form der Entsorgung wurde dann in den 1970er-Jahren Einhalt geboten, doch die Müllhalden hinter den Dörfern mochte niemand abtragen. Die Lösung: Einfach alles mit Erde zukippen! Diese Idee wurde auch in die Tat umgesetzt, allerdings so schlampig, dass schon nach wenigen Jahren, als sich alles gesetzt hatte, die ersten Teile wieder zum Vorschein kamen. Bis heute schlummern Altlasten unbekannten Ausmaßes in der Nähe jedes Dorfes. Und damit die Bürgermeister besser schlafen können, haben die Kommunen eine Versicherung abgeschlossen, die im Falle eines größeren Umweltschadens einspringen soll.

Ich erwähne diesen Umweltskandal deswegen, weil sich die alte Tradition des Hanghinunterkippens bis heute gehalten hat. Alles, was Landbewohner für harmlos halten, wird nach wie vor ins nächste Bachtal entsorgt. Meist sind es Grünabfälle, oft vermischt mit Dingen wie Plastikblumentöpfen, oder auch Bauschutt, der die empfindlichen Feuchtgebiete zudeckt. Dabei gibt es längst überall Grünabfallcontainer, in denen der Rasen- und Heckenschnitt gesammelt und anschließend zentral im Landkreis zu Blumenerde verarbeitet wird. In der Nähe abgelegener Einzelhäuser erheben sich regelmäßig schwarze Rauchwolken – hier wird bis heute der Müll einfach verbrannt. Das finden zwar die meisten Dorfbewohner unpassend, eingeschritten wird dennoch nicht.

Selbst im fernen Schweden stießen meine Familie und ich zum Start eines Abenteuerurlaubs auf diese Praxis. Wir hatten für eine Woche einen Planwagen mit Pferd gemietet. So wollten wir entspannt durch die schwedischen Wälder ziehen, im Freien schlafen und essen und einfach nur die Natur genießen. Nach der Anreise aus Deutschland bogen wir an unserem Ziel auf die Hofeinfahrt ein. Ein rot gestrichenes Haus erwartete uns, umgrenzt von verwitterten Ställen. Der Veranstalter und Eigentümer richtete gerade einen neuen Grillplatz ein, in dem er angefüllte Erde mit dem Rechen glattzog. Leider war er vor unser Ankunft noch nicht ganz fertig geworden, und so bemerkten wir, dass er unter der Erde Müll versteckte, und zwar jede Menge. Wir müssen also wirklich nicht in die Dritte Welt schauen, um rüden Umgang mit Müll und Natur zu kritisieren, selbst wenn dort der Umfang der Umweltverschmutzung bedeutend größer ist.

Dennoch lieben die Landbewohner ihre Landschaft heiß und innig, die Liebe ist nur ein wenig rau. Das Müllbeispiel zeigt besonders plastisch, dass sich in dünn besiedelten Landschaften ein anderer Umgang mit der Natur herausgebildet hat. Ein Umgang, der in der Stadt so sicher nicht möglich gewesen wäre.

Das bekommen auch die Bäume zu spüren. Steht auf dem Land einer im Weg, so wird er gefällt. Genehmigung? Nicht erforderlich. Auch das sieht in den Städten ganz anders aus. Hier kann das ungenehmigte Beseitigen mit bis zu 50 000 € Bußgeld geahndet werden.[81] Jetzt könnte man einwenden, dass es dort Baumschutzsatzungen gibt, etwas, was auf dem Land in der Regel fehlt. Aber genau das ist der Punkt: Städter und die sie vertretenden Räte halten Bäume für so wichtig, dass um jeden einzelnen gekämpft wird. Auch wenn es in der Praxis oft die Stadtverwaltungen selbst sind, die beherzt absägen und Sicherheitsbedenken vorschieben – grundsätzlich wird in der Stadt genauer hingeschaut.

Das ist auf dem Land nicht der Fall, wie das Beispiel Forstwirtschaft zeigt. Ein einzelner Baum zählt wenig, müssen doch in einem Durchschnittsrevier jedes Jahr 10 000 bis 20 000 Bäume gefällt werden. Doch das ist noch nicht das Rüdeste am Umgang mit den Bäumen. In deren Kronen befinden sich im Sommerhalbjahr unzählige Vogelnester. Dennoch darf selbst in Vogelschutzgebieten während der Brutzeit weiter gefällt werden, sodass Hunderttausende Küken zu Tode kommen.

Während Förster mit den Schultern zucken und auf Lieferverträge verweisen, die sie kurzfristig erfüllen müssen, werden Gartenbesitzer schon bei harmloseren Vergehen zur Kasse gebeten. Da ist selbst ein Heckenrückschnitt zwischen dem 1. März und dem 30. September verboten – per Bundesnaturschutzgesetz. Die Forstwirtschaft mit ihrer gigantischen Nestzerstörungsmaschinerie bleibt davon ausgenommen. Das Landleben darf eben ein bisschen rauer sein; eine Sichtweise, die absolut nicht mehr zeitgemäß ist.

Zeitgemäß ist das Stichwort für den Wald. Er sollte eigentlich zeitlos sein, verändert er sich von Natur aus doch nur in Zeiträumen von Jahrtausenden. Der wirtschaftende Mensch ist jedoch kurzlebiger und unterwirft das Ökosystem seinen aktuellen Vorlieben. Diese Vorlieben zeigen sich wegen der langen Lebensspanne von Bäumen noch nach Jahrzehnten. Wälder sind damit auch ein Spiegel unserer kulturellen Vergangenheit.

Auch Bäume gehen mit der Mode

Halt. Die Überschrift trügt, denn die Bäume selbst kennen keine Mode. Wir Menschen sind es, die Abwechslung lieben, aber offenbar nur im Rudel. Sobald ein Trend gesetzt ist, läuft ihm ein Großteil von uns hinterher (und da nehme ich mich selbst nicht aus).

Solche Trends machen auch nicht vor Pflanzen halt. Sie kennen das vielleicht von Obst und Gemüse: Immer wieder taucht neues »Superfood« auf, Pflanzen, denen besonders gesundheitsfördernde Eigenschaften zugeschrieben werden. So etwa der Gojibeere. Ihr Handelsname klingt edler als der üblich botanische, denn der lautet »gemeiner Bocksdorn«. Der Strauch stammt ursprünglich wahrscheinlich aus China und ist als Neophyt, als eingeschleppte, nicht heimische Pflanze, mittlerweile auch in unseren Landstrichen auf dem Vormarsch. Die kleinen, zwei Zentimeter langen orangeroten Früchte sollen voller Vitalstoffe stecken. Antioxidantien, essenzielle Fettsäuren, Eisen, vielerlei Vitamine – das klingt zu schön, um wahr zu sein. Daneben soll ihr Wohlgeschmack jedes Müsli verfeinern. So weit die Theorie. Da meine Frau und ich gerne experimentieren, bestellten wir uns zwei Pflanzen. Gespannt warteten wir auf die Blüten und danach auf die Früchte. Schon im zweiten Jahr gab es eine kleine Kostprobe. Im ersten Augenblick schmeckten die Früchte fad-süß, um schon kurz darauf ins unangenehm Bittere umzuschlagen. Mögen sie auch noch so gesund sein – wir überlassen die Früchte inzwischen den Vögeln.

Auch was Zimmerpflanzen angeht, wechseln sich die Trends ab: Von Kakteen über Yuccapalmen und Zimmerlinden sind schon jede Menge Modegewächse in die gute Stube hinein- und auch wieder herausgetragen worden. Warum sollte das im Wald anders sein? Oder besser im Forst, denn wie bereits erwähnt geht es ja in den allermeisten Fällen um Bauman-sammlungen, die von Menschen gestaltet wurden. Überall dort, wo Förster anpflanzen lassen, spielt die jeweilige Mode eine entscheidende Rolle. Forstverwaltungen würden das na-türlich anders nennen; sie fühlen sich dem jeweiligen Stand der Forschung verpflichtet.

Doch in Wahrheit unterliegen die grünen Verwalter den-selben Versuchungen wie Normalbürger beim Shoppen. Bei ihnen sind es natürlich exotische Bäume, die eine gewisse Faszination hervorrufen. Damit sie im heimischen Revier wachsen können, müssen sie aus einer ähnlichen Klimazone stammen und vor allem relativ kalte Winter vertragen. Das trifft auf viele Wälder der nördlichen Breiten, also Nordame-rikas, Europas und Asiens zu. Deshalb findet man dort auch so häufig Riesenmammutbäume. Ich habe ein Exemplar im Schönbuch, einem großen Waldgebiet in Baden-Württem-berg, gesehen. Es ist fast 50 Meter hoch und hat in Brusthöhe einen Durchmesser von 1,80 Meter. Das ist schon beeindru-ckend, denn unseren heimischen Waldbäumen wie der Buche geht meist schon bei 40 Metern die Puste aus.

Doch der Mammutbaum passt in den Wald wie ein Elefant zwischen Rehe und Hirsche. Vielleicht trifft es der Vergleich mit einem Zoo noch besser: Diese einzelnen Pflanzentro-phäen sind allein, stehen ohne ihre Artgenossen, ja ohne ihr Ökosystem zwischen Buchen und Eichen. Zu einem komplet-ten, funktionsfähigen Wald gehören Tausende Arten, die fein austariert zusammenarbeiten. Eine allein, auch wenn es die größte ist, lässt die Präsenz nordamerikanischer Wälder noch nicht einmal erahnen.

Schneller Wuchs hat Menschen schon immer fasziniert. Auf Wälder bezogen waren es in den 1960er-Jahren Pappeln, die die Liebe der Förster auf sich zogen. Balsampappeln wurden so gezüchtet und gekreuzt, dass Bäume mit bis zu 30 Metern Wuchshöhe in 20 Jahren regelrecht heranschossen. Zum Vergleich: Selbst die als schnell wachsend bekannte Fichte erreicht im gleichen Zeitraum kaum mehr als zehn Meter Höhe. Was man völlig außer Acht gelassen hatte, war die spätere Verwendung. Ein Hauptabnahmezweig, nämlich die Hersteller von Zündhölzern, hatte sich durch das Aufkommen von Einwegfeuerzeugen vom Markt verabschiedet; Ähnliches galt für Anbieter von Obstkistchen aus Spanholz. Die zu dicken, mächtigen Stämmen herangewachsenen Pappeln wurden nun zum Problem. Keiner wollte das Holz, und entlang von Straßen und Wegen entpuppten sich die jungen Giganten als riskant. Die Kronenäste sind spröde wie Glas und brechen schon bei wenig Wind oder Schnee. Die Konsequenz: Pappeln werden überall durch Fällaktionen beseitigt, und ihr Holz wird anschließend verramscht. Eine Renaissance erleben Pappelarten lediglich in Kurzumtriebsplantagen, wo sie nach wenigen Jahren als dünne Stämmchen abgemäht, geschreddert und in Biomassekraftwerken verbrannt werden. Da dies aber eine landwirtschaftliche Kultur ist und mit Wald nichts mehr zu tun hat, will ich dieses Thema nicht weiter vertiefen.

Ein anderes Modebeispiel ist die große Küstentanne, lateinisch *Abies grandis*. Ihre Heimat ist die Nordwestküste des amerikanischen Kontinents, wo sie auf einem relativ kleinen Areal in Mischung mit anderen Nadelbäumen wächst. Die große Küstentanne erfüllt mehrere Faszinationskriterien: Sie wächst besonders schnell, viel schneller als Fichten, die bisher die Wälder in Deutschland dominieren. Bis zu einem Meter schieben sich die Triebe jedes Jahr in die Höhe. Im Gegensatz zur Douglasie steckt sie auch Trockenperioden locker weg, Wetterereignisse also, die im Zusammenhang mit dem Klimawandel immer häufiger auftreten werden. Selbst gegenüber Stürmen scheint diese Baumart gefeit zu sein, wurzelt sie doch besonders tief und kann sich deshalb besser verankern als Fichten, Kiefern oder Douglasien. Zwar wird sie schon seit dem 19. Jahrhundert in Europa angebaut, doch ihr Durchbruch auf großer Fläche kam erst nach dem Orkan Kyrill 2007. Seitdem wachsen zahlreiche Anpflanzungen ihrer späteren Verwendung entgegen. Doch welcher?

Ich hatte in meinem Revier auch einige Exemplare stehen, die ein experimentierfreudiger Förster schon vor Jahrzehnten in Fichtenkulturen mischte. Mittlerweile waren daraus stattliche Stämme geworden, die ich im Rahmen der regulären Holzernte fällen ließ. Der Holzkäufer, der Bauholz für sein Sägewerk suchte, rümpfte damals wie viele seiner Kollegen die Nase. Die Qualität des weichen Holzes steht hinter der Fichte zurück, sodass die Preise ebenfalls entsprechend niedriger sind. Bis zum Orkan Kyrill wollte daher kaum noch jemand auf diese Baumart setzen. Erst im Rahmen der Klimawandeldiskussion wurde sie wieder aus der Schublade geholt. Schließlich wollte man nicht auf Nadelbäume verzichten, und während Fichten, Kiefern und Douglasien keine gute Zukunft prophezeit wurde, schien und scheint bis heute die große Küstentanne die Rettung der Nadelforste zu sein.

Warum lassen sich Förster immer wieder auf solche Modebäume ein? Die Antwort ist ganz einfach: Förster sind eben auch nur Menschen. Sie lieben große Bäume, lieben das Ausgefallene und haben Spaß an neuen Entwicklungen. Vor allem aber: Sie möchten gestalten. Das gipfelt in der Aussage vieler Kollegen, dass Förster »Wald machen«, er ohne sie einem siechen Patienten gleicht, der nicht überlebensfähig ist.

All diese Versuche, den Wald unseren Wünschen anzupassen, erinnern an ein Wohnzimmer, das wir ständig neu einrichten. Bäume als dekorative Möbelstücke – naturferner kann eine Sichtweise nicht sein. Ausgerechnet die grüne Fraktion, also mein Berufsstand, hat den Kontakt zu echter Natur damit mehr verloren als jeder Großstadtbewohner.

Der schwierige Weg zurück

Schon als kleiner Junge wollte ich Naturschützer werden. Da erschien nach der Schule der Beruf des Försters, der in meiner Vorstellung eine Art Waldhüter war, gerade richtig.

Diesen Berufszweig umweht bis heute ein Hauch von Romantik. Dazu haben Geschichten und Märchen, aber auch Heimatfilme wie »Der Förster vom Silberwald« aus dem Jahr 1954 beigetragen, in dem Rudolf Lenz als neuer Gemeindeförster die Abholzung des Bergwaldes verhindert. Wie bereits erwähnt, sind die meisten Förster aus dem Selbstverständnis ihres Berufsbildes heraus davon überzeugt, ihr Wirken würde dem Wald etwas Gutes tun. Er müsse gepflegt werden, um ihn zu erhalten, andernfalls würde er vor die Hunde gehen. Ich selbst habe diese Sichtweise im Laufe meines Studiums regelrecht eingeimpft bekommen. Dabei glaube ich nicht, dass dahinter eine böse Absicht stand, im Gegenteil: Förster lieben den Wald und trachten danach, ihn zu erhalten.

Gerade in Zeiten des Klimawandels sind Bäume viel zu langsam, um auf die sich verändernden Rahmenbedingungen reagieren zu können. So sind beispielsweise Bäume der wärmeren Breiten nicht in der Lage, schnell genug zu uns heraufzuwandern, und unsere ursprünglichen Arten schaffen es nicht, weiter nach Norden auszuweichen. Dazu bräuchten sie Jahrhunderte oder sogar Jahrtausende; Zeit, die weder sie noch wir haben. Was liegt da näher, als unterstützend einzugreifen und durch postalischen Samentransport sowie die Aufzucht in Baumschulen ein wenig nachzuhelfen?

Daneben muss natürlich auch noch Holz produziert werden und zwar möglichst so, dass die heimische Industrie zufriedengestellt wird. Es ist nicht ganz einfach, diesen Spagat hinzubekommen. Um dem Ganzen die Krone aufzusetzen, soll staatliche Forstwirtschaft auch noch wirtschaftlich betrieben werden. All dies zusammen erzeugt genau eines: Ärger. Denn der Wald ist in der Summe viel zu schlecht erforscht, als dass Manipulationen jeglicher Art in ihrem Resultat abschätzbar wären.

Ein Beispiel: Naturschützer monieren den Rückgang wärmeliebender Arten wie etwa Heuschrecken, roten Waldameisen oder Wildbienen. Ihnen kann geholfen werden, indem man die Wälder auflichtet. Mehr Sonne am Boden bedeutet mehr Kräuter und Gräser, sodass die genannten Arten mehr Nahrung finden. Zudem benötigen die Insekten die direkte Einstrahlung, um ihre Körper auf Betriebstemperatur aufzuheizen. Folglich holzen Förster für den Naturschutz mehr Bäume ab, als dem Wald selbst guttut. Denn viele wärmeliebende Arten lebten ursprünglich gar nicht im Wald; er ist für sie lediglich ein Ersatzlebensraum für verloren gegangenes Terrain in der Feldflur. Dort spritzen konventionell wirtschaftende Bauern alles tot, was nicht der Produktion dient. Sie sind diejenigen, die ihre Methoden ändern müssten, doch stattdessen gibt die Forstwirtschaft dem Druck nach und bietet den heimatlosen Feldtieren ein Zuhause.

Aber dieses Zuhause war bisher auch nicht unbewohnt, wie die Bilanz für unsere Buchenwälder zeigt: Rund 10 000 Tierarten wurden inzwischen ermittelt, die vielfach von den dunklen, feuchten und kühlen Bedingungen unter den Baumriesen abhängen. Viele dieser Tierarten haben allerdings den Nachteil, dass sie sehr klein oder vielleicht sogar noch hässlich sind. Milben etwa haben sicher weniger Fürsprecher als Hasen, die sich als ehemalige Steppentiere mittlerweile in vielen Wäldern sehr wohlfühlen. So etwa auch in einem Naturschutzgebiet im Hunsrück. Dort durfte ich einen alten

Hutewald bewundern. Das ist eine Graslandschaft, bestanden mit locker verteilten alten Eichen. So konnte die Landbevölkerung in früheren Jahrhunderten ihr Vieh weiden lassen, und unter den Bäumen fanden die Schweine im Herbst Eicheln, mit denen sie sich vor der Schlachtung eine dicke Fettschicht anfraßen.

Waldtiere fühlen sich hier kaum wohl, Schmetterlinge und Hirsche hingegen sehr. Und so wird jährlich mit großem Aufwand maschinell gemäht, um zu verhindern, dass der Wald in Form junger Bäume wieder Fuß fasst. Hirsche zum Beispiel würden sicher lieber in den Flussauen weiden. Dort gibt es von Natur aus sowohl Bäume als auch Gras. Grund für die halb offene Landschaft war früher das Treibeis. Im Frühjahr brachen die zugefrorenen Flüsse wieder auf, und mit der Schneeschmelze schwemmte das Wasser dicke, schwere Schollen durch den Auwald. Dabei rasierten sie Jungbäume ab und beschädigten die alten Exemplare schwer. In den entstehenden Lücken konnten Gräser und Kräuter wachsen, die Lebensgrundlage der großen Pflanzenfresser. Wisent, Elch und Wildpferd sind längst verschwunden, doch die Hirsche haben sich bis in die Neuzeit hinein retten können. Da wäre es doch schön, wenn wir ihnen wenigstens ein Stückchen ihres angestammten Lebensraums zurückgeben könnten.

Doch in den Flusstälern wohnen wir und beanspruchen viel Platz. Täglich frisst sich die Asphalt- und Betonfläche weiter in die Ebenen, sodass pro Jahr eine Fläche von rund 100 Quadratkilometern Größe zusätzlich versiegelt wird. Das entspricht der Fläche eines Nationalparks wie dem im Schwarzwald, der Eifel oder im Hunsrück. In diesen versiegelten Bereichen kann und möchte man sich jedoch keinen Nationalpark leisten. Ganz nebenbei sind dort unten im Tal die fruchtbarsten Böden, weil sie im Bereich früherer Überschwemmungen liegen und besonders viel Nährstoffe enthalten. Sie wären sowohl für unsere Ernährung als auch für die der Tiere ganz besonders gut geeignet, werden jedoch unter Straßen und Häusern auf unabsehbare Zeit begraben. Die Tierwelt der Graslandschaften wird dadurch in den Wald zurückgedrängt, wo sie von Natur aus kaum etwas zu fressen finden würde. Dem kann abgeholfen werden, indem Förster den Baumbestand so lichten, dass zwischen den Stämmen wieder allerlei Kräuter und Gräser wachsen. Zusätzlich wird hektarweise komplett gerodet, einplaniert und eingesät, um sogenannte Äsungsflächen (= Futterflächen) zu schaffen. Hier fühlen sich nicht nur Hirsche wohl, sondern auch Hasen und Tagfalter. Im Zusammenklang mit der intensiven Forstwirtschaft gleichen viele Forste mittlerweile eher Savannen denn Wäldern.

Nun möchte vielleicht nicht jeder gleich ein Waldrevoluzzer werden, aber es ist eigentlich ganz einfach, etwas für die Bäume zu tun: Verbrauchen Sie einfach weniger Holz. Vielleicht klingt das merkwürdig, wenn gerade ich das schreibe, denn während Sie das lesen, halten Sie ja ein Buch in den Händen – aus Papier; somit wurde dafür Holz verarbeitet. Genau wie für Möbel, Dachstühle oder Gartenzäune. Allen ist jedoch gemein, dass es langlebige Produkte sind. Je besser die Qualität, desto länger sind sie in Benutzung und desto seltener müssen sie ersetzt werden – das spart Holz.

Gleiches gilt jedoch nicht für Verpackungen. Im Rahmen der weltweiten Bemühungen, Plastik aus der Umwelt zu verbannen, kommt als Ersatz immer mehr Papier und Pappe zum Einsatz. Das schont zwar die Meere, wo ein erheblicher Teil des Kunststoffs schließlich landet, weniger jedoch die Wälder. Sie vermögen schon heute nicht mehr den immensen Bedarf an Holz zu decken, und der steigt ständig weiter. Der Hauptgrund: Holz gilt als einer der Ökorohstoffe schlechthin und zwar aus zwei einleuchtenden Gründen. Erstens ist es erneuerbar, denn wo ein Baum gefällt wird, wächst stets ein neuer nach, vorausgesetzt, dass die Fläche nicht in Landwirtschaft oder Siedlungen umgewandelt wird. Und zweitens gilt Holz in seiner Verwendung als CO_2-neutral. Schließlich kann ein Baum bei seiner Verbrennung im Ofen (und dort oder im Kraftwerk landet alles Holz nach seiner Verwendung irgendwann einmal) nicht mehr Klimagase ausstoßen, als beim Baumwachstum gebunden wurden.

Bleiben wir noch ein wenig bei diesem Punkt: Holzverwendung ist nicht CO_2-neutral. Die Rechnung mit dem Baum stimmt. Er kann bei seiner Verwertung und Verbrennung unmöglich mehr CO_2 freisetzen, als er beim Wachstum über Fotosynthese und die Produktion von Kohlenstoffverbindungen im Holz eingelagert hat. Doch dies ist nur ein Teil des Prozesses. Blätter, Äste, Rinde, Früchte, abgestorbene Bäume, all dies reichert sich im Boden in Form von Humus an. Zudem speichern unberührte Wälder mindestens das Doppelte an lebender Biomasse als genutzte Wälder. Werden Bäume gefällt, so wird dieser Speicher gleich zweifach geleert. Zum einen sinkt die lebende Biomasse, zum anderen baut sich der Humus im Boden ab. Der Grund: Sonnenstrahlen dringen ein und erwärmen das Erdreich. Pilze und Bakterien werden sehr aktiv und fressen die organische Substanz fast restlos auf. Dabei entweicht, genau wie bei unserer Verdauung, CO_2 in die Luft. All diese Prozesse einer Waldbewirtschaftung wirken sich somit derart klimaschädlich aus, dass Holzverbrennung in einer Liga mit Erdöl oder Steinkohle spielt. Holz ist also nicht der Ökorohstoff mit der weißen Weste, als der er nun gehandelt wird. Papier hat in der Umwelt lediglich den Vorteil, dass es rückstandsfrei abgebaut werden kann, sofern es unbedruckt ist. Doch welche Tüte ist ohne Firmenlogo und frei von Kunststoffen? Ganz zu schweigen davon, dass solche Tragetaschen selten mehr als einmal verwendet werden, weil die Haltbarkeit und Reißfestigkeit zu wünschen übrig lässt.

Und was war mit dem ersten Argument, dem nachwachsenden Rohstoff? Da sieht es leider auch düster aus, denn der Holzhunger ist weltweit derart gestiegen, dass er aus nachhaltiger Waldwirtschaft nicht zu befriedigen ist. Ein Urwald nach dem anderen fällt und wird durch öde Monokulturen aus Eukalyptus oder Kiefern ersetzt. Unser löblicher Gedanke, die Umwelt vor der Plastikflut zu retten, trägt durch den Ersatzrohstoff Papier leider zur Beschleunigung der Zerstörungen an anderer Stelle bei.

Was ist also die Alternative? Sie müsste lauten: Weniger Verpackung! Wir hatten diese Bewegung schon einmal in den 1970ern- und 1980er-Jahren, als der Slogan hieß: Jute statt Plastik! Vielfach verwendbare Taschen, in selbst mitgebrachte Behältnisse abgefüllte Milch, Wurst und Käse, all das hatten wir schon einmal in einem breiten Angebot bis Mitte der 1990er-Jahre. Ich kann mich noch an Schulaktionen erinnern, bei denen über Jahre hinweg die Deckel von Joghurtbechern gesammelt wurden. Sie bestanden schließlich aus wertvollem, energieintensiv gewonnenem Aluminium. Zur Verdeutlichung besuchte unser Chemiekurs einmal ein Aluminiumwerk, und die dort fließenden elektrischen Starkströme beeindruckten uns tief. Sie führten dazu, dass unser Kleingeld im Portemonnaie zusammenklumpte, und zeigten, wie viel Energie in die Produktion gesteckt wird. Umso eifriger sammelten wir anschließend jede Silberfolie. Angesichts der massiven Aluminiumfelgen, mit denen heute gefühlt jedes zweite Auto ausgestattet ist, oder der vielen Alufahrräder erscheinen solche Bemühungen von damals geradezu rührend, aber ohne großen Effekt. Abgesehen davon wurden sie nicht lange fortgeführt.

Der Fall des Eisernen Vorhangs, die weltweite Entspannungspolitik, das Wirtschaftswachstum nicht nur in Europa, sondern auch in Schwellen- und Entwicklungsländern –

Umweltschutz geriet zwar nicht völlig ins Hintertreffen, war aber irgendwie nicht mehr so sexy. Ich konnte das in dieser Zeit auch bei meinen Waldführungen mit Jugendlichen feststellen. Waren sie anfangs noch gut informiert und engagiert, so ließen diese Fähigkeiten bis Anfang der 2000er-Jahre stark nach. Erst in den letzten Jahren gewinnt der Umweltschutz wieder stark an Bedeutung, und diesmal scheint mir die Entwicklung langfristiger zu sein. Ein Thema steht dabei besonders im Fokus: der Klimawandel. Bäume sind dabei unsere natürlichen Verbündeten, doch nur, solange wir sie nicht weiter als reinen Biorohstoff betrachten.

Dem Klimawandel begegnen

Alle starren auf das Gas CO_2 wie das Kaninchen auf die Schlange. Und dabei werden andere Größen leicht übersehen, wie etwa das Wasser. Verdunstung kühlt, das weiß jeder. Schwitzen im Sommer nutzt diesen Effekt, um unsere Körpertemperatur nicht zu stark ansteigen zu lassen. Und ganz ähnlich macht es der Wald. Die Bäume verdunsten gewaltige Mengen an Wasser – bis zu 500 Liter können es an einem heißen Sommertag bei einer einzelnen Buche werden. Dieser Verdunstungseffekt kühlt Wälder um mehrere Grad herunter, das können Sie sogar spüren. Es ist nicht nur der Schatten, der bei einem Gang vom Offenland in den Wald einen deutlichen Unterschied fühlen lässt, es ist ein gezielter Effekt der Bäume.

Die meisten Arten mögen es nicht heiß, sondern eher feuchtkühl. Das ist zumindest bei den Bäumen der gemäßigten und nördlichen Breiten der Fall, und dort stehen die größten Wälder der Erde. Ist es kühl und feucht, dann verdunstet nicht so viel Wasser aus dem Boden, und die Fotosynthese läuft bei solchen Bedingungen auf Hochtouren. Der bekannte Fernsehmeteorologe Sven Plöger sagte mir einmal, wie sehr das auch ihm auffällt. So steigen die Temperaturen im April mit der höher stehenden Sonne steil an, um dann im Mai erst einmal wieder spürbar zu sinken. Grund sei der Laubaustrieb der Bäume und die beginnende starke Verdunstungstätigkeit ihrer Blätter. Dass dies überhaupt registrierbar ist, gleicht schon einem Wunder. Denn von der einstigen Laubwaldfläche Deutschlands sind heute nur noch zwölf Prozent übrig. Und diese Restfläche besteht nicht aus besonders kühlungswirksamen Altbäumen, sondern vorwiegend aus sehr jungen Wirtschaftswäldern mit einem stark gestörten Wasserhaushalt. Der verbleibende Kühleffekt ist zwar immer noch beeindruckend und doch nur ein schwacher Abglanz dessen, was möglich wäre.

Können Sie sich vorstellen, wie große, intakte Wälder, die halbe Kontinente umfassen, das Erdklima regulieren? Falls ja, dann sind Sie vielen Politikern weit voraus, denn diese möchten den Klimawandel bekämpfen, indem sie Bäume fällen lassen. Das Verbrennen von Holz sei klimaneutral, so die Begründung, weil für jeden gefällten Baum ein neuer gepflanzt und somit ein ewiger Kreislauf eingeleitet würde. Zudem sei es egal, ob am Ende der Baum nach seinem Tod von Bakterien und Pilzen zersetzt würde oder das Holz im Ofen landete – in beiden Fällen würde es zu CO_2 umgewandelt wieder in der Atmosphäre landen. Doch tote zersetzte Bäume landen nicht gasförmig in der Atmosphäre, sondern eben zu großen Teilen als Humus im Boden. Dort speichern sie das Treibhausgas in Form von Kohlenstoff für viele Jahrtausende. Zudem werden Bäume im Urwald sehr viel älter als in unseren Plantagen, wodurch auch sehr viel CO_2 als lebende Biomasse gespeichert bleibt.

Fichten und Kiefern, die in Reih und Glied stehen, eignen sich dagegen noch aus ganz anderen Gründen nicht als CO_2-Speicher: Selbst wenn sie nicht im Kahlschlag enden, sorgt oft die Natur für das Ende dieser Pflanzungen, indem sie sie einfach durch den nächsten Winterorkan umwirft. Grund ist die grüne Nadelpracht, die im Gegensatz zu Laubbäumen im Winter an den Zweigen bleibt und daher viel mehr Windwiderstand bietet. Ab 25 Meter Baumhöhe ist die Hebelwirkung der im Sturm rauschenden Krone so groß, dass viele Bäume kippen. Und liegen sie erst einmal auf dem Boden, dann verrotten sie entweder, oder das Holz wird verwendet (und später als Altholz verbrannt). In beiden Fällen wird das CO_2 wieder vollständig freigesetzt.

Vollständig? Habe ich nicht gerade geschrieben, dass bei im Wald verbleibenden Totholz ein Großteil in Form von Humus im Boden dauerhaft erhalten bleibt? Das stimmt, allerdings gilt das nur für Urwälder, in denen hier und da mal ein alter Baum stirbt. Dieser einzelne Tod bewirkt keine Änderung des Kleinklimas; der Wald bleibt trotzdem schattig und kühl.

Ganz anders sieht die Sache hingegen auf einem Kahlschlag oder einer Sturmwurffläche aus: Hier brennt die Sonne gnadenlos herab und lässt Bakterien und Pilze zur Höchstform auflaufen. Sie zersetzen restlos alle organische Substanz und sorgen so dafür, dass auch noch das letzte Stückchen Holz wieder als Kohlendioxid in der Atmosphäre landet. Das tut das Nutzholz im Übrigen auch. Mir erzählte einmal ein Funktionär eines großen Umweltverbandes, dass die durchschnittliche Verweildauer von langlebigen Holzprodukten nur zwölf Jahre betrage. Dann seien Bücher, Möbel oder Bauholz Abfall, der in Verbrennungsanlagen verfeuert werde und das komplette gespeicherte CO_2 wieder freisetze. Zusammen mit den gigantischen Humusvorräten des Waldbodens gelangen so pro Quadratkilometer bis zu 100 000 Tonnen Treibhausgase in die Atmosphäre. Und das waren noch nicht alle Auswirkungen.

Möglicherweise ist nämlich der schon angesprochene Kühleffekt noch wesentlich bedeutsamer als angenommen. Wären die gemäßigten Klimazonen der nördlichen Breiten wie etwa Mitteleuropa von den angestammten Buchenurwäldern bedeckt, dann wären die Extremsommer der letzten Jahre sicher nicht so heftig ausgefallen. Ob wir überhaupt jemals die 30 Grad auf dem Thermometer gesehen hätten, ist fraglich. Natürlich ist diese Überlegung widersprüchlich, weil in einem solchen Szenario die moderne Industriegesellschaft, die ja den Klimawandel befeuert, keinen Platz hätte. Aber da gäbe es ja noch die Wälder, die bis heute übrig geblieben sind oder wieder aufgeforstet wurden. Sie sind nicht besonders kühlend, was unter anderem an den angepflanzten Baumarten liegt. Fichten etwa, in Deutschland immer noch die häufigste Baumart, sind dunkler als Buchen und Eichen. Allein dadurch heizen sie sich stärker auf.

In einer internationalen Studie fand ein Team um die Wissenschaftlerin Kim Naudts vom Max-Planck-Institut für Meteorologie heraus, dass die Änderung der Forstwirtschaft in Europa in den letzten 300 Jahren trotz massiver Aufforstungen zu einer Temperaturerhöhung von mehr als 0,12 Grad im Sommer geführt hat.[82]

Das klingt wenig? Denken Sie an die aktuelle Diskussion, bei der um den vermeintlich minimalen Unterschied zwischen 1,5 Grad und 2 Grad heftig gerungen wird, auf den die Erwärmung des Erdklimas begrenzt werden soll. Da macht bereits die Zahl hinterm Komma enorm viel aus, wie ein Vergleich zeigt. Angenommen, die globale Durchschnittstemperatur steigt um 1,5 Grad (ein Wert, den wir sicher bald erreichen werden), dann entsprechen 0,12 Grad acht Prozent. Das ist mehr als der Anteil, den die gesamten Treibhausgase eines Landes wie Indien zur globalen Erwärmung beitragen.[83]

Doch Vorsicht: Dieser Vergleich gilt nur regional! Während die europäische Forstwirtschaft die Temperatur nur in Europa entsprechend steigen lässt, machen das industrielle Treibhausgase durch die Luftdurchmischung global. Der Vergleich hinkt also etwas und sagt trotzdem die Wahrheit. Denn für uns Menschen vor Ort spielt es zunächst eine Rolle, wie stark sich das lokale Klima aufheizt (oder aber wie stark wir die Folgen durch lokale Maßnahmen mildern könnten). Und wie wenig die lokalen Temperaturänderungen mit den globalen Durchschnittstemperaturen übereinstimmen, sieht man besonders im hohen Norden. Dort ist die waldreichste Region der Erde vom Klimawandel besonders betroffen. Laut Professor Markus Rex vom Alfred-Wegener-Institut für Polarforschung steigt in der Arktis die Temperatur doppelt so schnell wie im globalen Durchschnitt.[84] Das führt zu bizarren Wettersituationen wie im Februar 2018, als mitten in der langen Polarnacht auf Grönland plus sechs Grad gemessen wurden.

Die Wälder Sibiriens, Skandinaviens oder Nordamerikas, speziell jene, die kurz vor dem Übergang zur Tundra wachsen und damit an große Kälte angepasst sind, stehen vor neuen Herausforderungen. Ursprünglich waren die Sommer hier kurz und eher kühl, Wasserknappheit spielte keine Rolle – was sollte in der kurzen Zeit schon an nennenswerten Mengen verdunsten? Der letzte Schnee schmolz im Juni, der erste fiel im September, und zwischendrin wurde ein bisschen Fotosynthese betrieben. Das reichte nur für ein sehr langsames Baumwachstum. Noch weiter nördlich war dann für Bäume endgültig Schluss, zumindest für die großen. Denn bei einer Vegetationszeit, die nur wenige Wochen dauert, können sich nur noch kleine Sträucher und Gräser halten. Bäume werden hier botanisch ebenfalls zu den Sträuchern gezählt, weil sie kaum höher als 30 Zentimeter werden. Zwergbirken und -weiden reihen sich in diesem Landstrich nahtlos in Preiselbeeren und Flechten ein und ducken sich die meiste Zeit des Jahres unter einer hohen Schneedecke.

Das wird nun anders. Der Klimawandel lässt die weiße Decke immer früher schmelzen, und sie kehrt nach dem Sommer immer später zurück. Die Grenzen der Vegetationszonen verschieben sich, die Rate der Niederschläge verändert sich regional ebenfalls deutlich. So erzählte mir eine Rentierhirtin schon vor Jahren, dass in ihrem Gebiet die Schneefälle massiv zugenommen hätten. Das ist für Rentiere fatal, denn sie sind darauf angewiesen, den Boden auf der

Suche nach Flechten freizuscharren. Je mächtiger die Schneedecke, desto schwieriger ist das Unterfangen und desto mehr
Kraft kostet es die Tiere.

Wie grundlegend sich das Ökosystem ändert, zeigt ein überraschendes Beispiel aus Alaska. Dort breitet sich der Biber
immer weiter nach Norden aus. Der Grund: Die steigenden
Temperaturen ermöglichen es Sträuchern und kleinen Bäumen, Fuß zu fassen und höher zu wachsen. Das freut den
Biber, denn er braucht Zweige und Stämmchen als Futter und
als Baumaterial. Er schichtet Dämme auf und schafft damit
Teiche, wo früher trockener Boden war.[85] Was bei Umweltschützern in Deutschland zu Freudentänzen führen würde,
bereitet Forschern im hohen Norden Sorgen. Denn unter den
neuen Gewässern taut nun der Permafrost in den Böden deutlich schneller; die darin gespeicherte organische Substanz
zersetzt sich und entlässt dabei Treibhausgase in die Atmosphäre.

Doch der Biber wandert ja nur deswegen weiter nach Norden, weil seine Nahrung und sein Baumaterial, holzige Gewächse, diese Wanderung ebenfalls machen. Man könnte
auch sagen: Die Bäume erobern sich den hohen Norden zurück. Und das hat klimatisch gesehen auch positive Folgen.
Bäume binden CO_2 und lagern dieses in Form von Holz ein.
Besser wäre es allerdings, wir würden in unseren Breiten wieder mehr echte Wälder zulassen. Dann würde das CO_2 dort
gespeichert, wo es hingehört, und die arktischen Tundren
könnten bleiben, wie sie sind.

Dass Menschen, vor allem Förster, den Wald gerne gestalten,
habe ich schon mehrfach erwähnt. Auch dass die Verwendung von Holz nicht klimaneutral ist, sondern den Treib-
hauseffekt zusätzlich anheizt, dürfte inzwischen klar sein. Ich
wiederhole das deswegen, weil Forstverwaltungen genau auf

diesem Pfad unterwegs sind. Sie empfehlen der Politik, wieder mehr Nadelholz anzubauen. Jeder Stamm, der zersägt als Dachbalken oder Möbelstück endet, sei ein Gewinn fürs Klima. Schließlich sei das CO_2 im Holz in solchen Produkten dauerhaft gespeichert. Und damit sind wir wieder bei der Studie von Kim Naudts und ihren Kollegen.

Gegen den Nadelholzanbau spricht einiges. So sind die Plantagen aus Fichten, Kiefern und Douglasien extrem anfällig gegen Stürme oder Insektenbefall. Gerade das heiße Jahr 2018 hat gezeigt, dass europa-, ja weltweit Nadelforste quadratkilometerweise von Borkenkäfern befallen und zum Absterben gebracht wurden. Nach der Aufarbeitung des Holzes blieben zahllose Kahlschläge zurück, die die zuvor beschriebenen Mengen an Treibhausgasen ausströmen.

Der Gipfel der Missverständnisse und der Naturzerstörung wird erreicht, wenn aus Klimaschutzgründen Holz in Kohlekraftwerken verfeuert wird. So macht das etwa der britische Kraftwerksbetreiber Drax. Nach Angaben der »Plattform-Wald-Klima« lässt er Pellets, kleine Presslinge, unter anderem aus dem Südosten der USA importieren. Das Holz dafür stammt aus sumpfigen Wäldern, die kahlgeschlagen werden und deren torfige Böden nun ungeheure Mengen an Treibhausgasen in die Luft entlassen. Im Jahr 2018 waren es bereits sieben Millionen Tonnen solcher Hölzer, die in den Brennkammern zu CO_2 und Wasser verbrannten. Nach einer Studie der englischen Regierung ist die CO_2-Bilanz dieser Maßnahmen bis zu dreimal klimawirksamer als die Verbrennung von Kohle. Warum man es trotzdem macht? Weil zumindest auf dem Papier und nach der aktuellen Regelungslage Holz immer noch als klimaneutral gilt, egal wozu es verwendet wird.

Künftig will Drax übrigens das CO_2 aus dem Rauchgas abscheiden und – es ist kaum zu glauben – an Brauereien verkaufen.[86] Diese sollen es dann in Form von Kohlensäure ihren

Getränken beimischen. Einmal abgesehen davon, dass so viel Bier gar nicht verkauft werden kann, weiß jeder Konsument, dass die Kohlensäure entweder direkt aus der Flasche oder aber aus dem Hals der Genießer wieder in Form von CO_2 entweicht.

Mein ganz persönliches Ziel ist es, dass Klimaschutz künftig durch Reduzierung des Verbrauchs und gleichzeitig durch die Renaturierung möglichst vieler Waldflächen vorangetrieben wird. Denn Urwälder sind nun mal unsere stärksten Verbündeten im Kampf gegen den Klimawandel.

Gut Ding will Weile haben

Vor 9 550 Jahren lebten unsere Vorfahren noch in der Steinzeit. Der Ackerbau war gerade erst erfunden und noch nicht besonders weitverbreitet, und selbst heute bekannte Größen wie Ötzi, der Mann aus dem Eis, traten erst rund 5 000 Jahre später auf die Bildfläche.

Doch ein vermeintlich unspektakuläres Ereignis klingt bis heute nach: Ein einsamer Fichtensamen fiel im Gebirge Schwedens auf den Boden und keimte: Old Tjikko war geboren. Damals hatte das Bäumchen noch keinen Namen, war nur eines unter Millionen. Doch sein hervorstechendstes Merkmal war seine Zähigkeit. Trotz mehrfacher Klimaänderungen, trotz Wetterkatastrophen und hungriger Tiere hat Old Tjikko bis heute überlebt und gilt als ältester Baum der Erde. Für einen Baumliebhaber wie mich war natürlich klar, dass ich diesen Methusalem einmal besuchen musste.

Am 10. Mai 2018 war es schließlich so weit. Nach einer Anreise über Stockholm und Mora wurde die Straße schmaler und schmaler, der Verkehr verebbte, und die Abstände zwischen den typischen rot-weißen Häusern wurden immer größer. Schließlich bog ich in den letzten Abzweig zum Fulufjället-Nationalpark ab. Das Sträßchen schlängelte sich zwischen alten Bäumen und reißenden Bächen hindurch – gerade war die Schneeschmelze in vollem Gange. Der Parkplatz vor dem Nationalparkhaus war bis auf ein Auto leer, denn die Wandersaison hatte gerade erst begonnen. Der Geländewagen gehörte Sebastian Kirppu, dem Guide, der mich führen würde.

Er hatte schon angerufen, als ich noch unterwegs war. »Tee oder Kaffee?« Fein, das verhieß einen entspannten Tag, ohne

Blick auf die Uhr. Wir schauten uns zunächst Plätzchen kauend das menschenleere, weil noch geschlossene Besucherzentrum an, doch mich zog es nach draußen. Ich war schon so gespannt auf Old Tjikko!

Die Sonne schien über dem Fjäll, und es war warm – unnatürlich warm. Ich hatte mich durch Sebastians Vorankündigung auf eine schwierige Gebirgswanderung eingestellt, bei der wir uns mit Schneeschuhen mühsam vorarbeiten würden. Doch tatsächlich war der meiste Schnee schon verschwunden, trockneten die Wanderwege bei Temperaturen von über 20 Grad. So wurde es eher ein Spaziergang, allerdings einer, der es in sich hatte.

Schmale Holzstege überbrückten immer wieder kleine Moore, die sich mit Baumgruppen abwechselten. Kaum hatten wir die ersten Meter darauf zurückgelegt, als Sebastian auch schon abbog und mit mir durch ein paar Schneeflecken stapfte. Wir blieben an einem auf zwei Meter Höhe abgebrochenen, halb verrotteten Kiefernstumpf stehen. »Wir müssen uns das einfach ansehen.« Sebastian deutete auf eine kleine, knallgrüne Flechte, die sich wie ein Ministrauch in das tote Holz gekrallt hatte. »Fass sie bloß nicht an! Damit hat man früher Wölfe vergiftet!« Entgegen seiner eigenen Warnung stupste er das Gebilde mit dem Zeigefinger an.

Und dann bekam ich Mitleid mit dem kleinen Wesen. Denn Sebastian erzählte, dass es vom Aussterben bedroht sei. Die Ansprüche der Wolfsflechte seien einfach so speziell, dass sie in Zeiten der modernen Forstwirtschaft keinen Platz mehr finden würde. Speziell ist vor allem der Zeitbedarf. Zunächst muss an dem Platz im Wald eine Kiefer wachsen (eine Fichte funktioniert nicht). Diese Kiefer muss uralt werden, mindestens mehrere Hundert Jahre. Wenn sie dann abstirbt, zerfällt der Stamm über weitere Jahrhunderte. Er schrumpft ganz langsam, entwickelt Risse und Spalten, verfault aber nicht, da das Holz der Kiefer so viel Harz enthält. Nun endlich kann die Wolfsflechte Fuß fassen und ihr besonderes Grün entfalten.

Ich schaute betroffen auf den Stamm. Wo bei mir zu Hause existiert ein Wald, in dem Bäume überhaupt so alt werden? Möglicherweise gibt es dort keine Wolfsflechten, dafür aber andere Wesen, die ebenfalls alte, zeitlose Wälder brauchen.

Schnell waren wir beide in eine Diskussion über moderne Forstwirtschaft vertieft. Ein tieferes Verständnis von der Komplexität solch fragiler Lebensräume fehlt an dieser Stelle oft, wie die Kahlschläge nicht nur in Schweden, sondern etwa auch in deutschen Nationalparks bezeugen.

Doch zum Trübsalblasen blieb keine Zeit, denn wenige Meter weiter blieb Sebastian abermals stehen. Old Tjikko musste einfach noch ein, zwei Stunden warten! Und schon wieder betrachteten wir einen ähnlichen Stumpf, wieder Kiefer, nur diesmal von einem Feuer versengt. Ich konnte beim besten Willen nichts Aufregendes entdecken. Doch Sebastian zog eine kleine Lupe hervor und deutete auf winzige schwarze Punkte. Wieder eine Flechte, wieder mit einem unglaublichen Zeitbedarf. Im Gegensatz zu ihrer grünen Kollegin braucht sie eine weitere Zutat: Holzkohle. Doch nicht irgendwelche, nein, es muss eine sein, die mindestens hundert Jahre alt ist und sich auf der Oberfläche alten Holzes befindet. Hier und nur hier fühlt sie sich wohl und wird dabei gerne übersehen.

Während normale Waldbesucher (und da schließe ich mich durchaus ein) sich gerne von den bunten Blumen schwedischer Gebirgswälder bezaubern lassen, bleiben solch langsame Gesellen völlig unbeachtet. Verschwinden sie durch die Beseitigung der Urwälder und durch den Anbau von Plantagenwäldern, dann weint ihnen niemand eine Träne nach. Außer jemand wie Sebastian natürlich, und der unternimmt alles, um weitere Wälder vor dem Zugriff der immer hungrigen Holzindustrie zu entziehen. Dazu besucht er Urwälder, die in Kürze abgeholzt werden sollen. Meist wiegeln die zuständigen Förster ab, bestreiten, dass dort seltene Arten leben. Und falls doch, gestehen sie bestenfalls zu, dass kleine Bauminseln von wenigen Metern Durchmesser stehen bleiben dürfen – viel zu wenig für ganze Lebensgemeinschaften. Sebastian vergleicht das gerne mit einer Stadt, in der alle Hochhäuser bis auf eines abgerissen werden. Und dann müssten alle Bewohner in dieses letzte Gebäude umziehen, was natürlich unmöglich wäre. Ähnlich ergeht es den Tausenden von Arten, die nun plötzlich ihr Zuhause verlieren. Manchmal konnte Sebastian in letzter Sekunde einen Einschlagstopp bewirken, oft aber auch nicht. Deshalb ist er nicht zufrieden, obwohl er eigentlich sehr stolz auf sich sein könnte.

Bevor es endlich den steilen Anstieg auf das Hochplateau hinaufging, rasteten wir noch kurz an einem beeindruckenden Wasserfall. Durch die Schneeschmelze stürzten große Wassermengen die Klippe hinunter und erzeugten Gischtwolken, die im Sonnenschein funkelten. Bis zu diesem Punkt arbeiteten sich auch Turnschuhträger durch, die, nachdem sie schnell ein Selfie gemacht und ihre Coladosen in die Landschaft geworfen hatten, wieder den Heimweg antraten. Hier sieht man, wie Natur zu einem touristischen Event verkommt. Es interessiert nur das Bild für zu Hause, mit dem man beeindrucken möchte. Dass in der Steilwand neben dem Wasserfall seltene Falken nisten, entgeht den meisten Besuchern.

Doch jetzt wurde der Pfad steiler, und wir waren allein. Über Schnee- und Geröllfelder ging es aufs Hochplateau hinauf, von dem aus wir eine atemberaubende Fernsicht über den Nationalpark hatten. Seine Grenzen waren leider allzu deutlich zu erkennen: Es sind die Kahlschläge, die zeigen, wo der wirtschaftende Mensch Narben in der grünen Decke der Natur hinterlässt. »Da hinten ist er!« Sebastian deutete auf ein kleines grünes Dreieck am Horizont. Durch trockene

Flechten, die unter den Stiefeln knirschten, stapften wir auf unser Ziel zu.

Und dann war es endlich so weit: Vor uns stand eine windzerzauste Fichte, die sich aus einem Polster grüner Zweige erhob. Rings herum war die Landschaft voller Felsblöcke, die die Kargheit der Hochebene zusätzlich unterstrichen. Was mir durch den Kopf ging? Auch wenn mir keine Tränen kamen, war ich doch sehr gerührt. Ich war einen Moment sprachlos ob des Gedankens, wie lange dieser kleine, mickrige Baum dort oben schon ausgeharrt hatte. Fast 10 000 Jahre waren seit der Keimung aus dem Samenkorn vergangen, Mammuts waren danach ausgestorben, Stonehenge errichtet und die Pyramiden gebaut worden. Mehrfach hatte sich das Klima von kalt zu warm und wieder zurück entwickelt, aber von alldem unberührt stand die Fichte immer noch unversehrt an ihrem Platz.

Erlebt hatte sie, abgesehen von den Klimaschwankungen, dabei sicher nicht viel – das ist eher eine menschliche Vorstellung. Denn Old Tjikko konnte nur so alt werden, weil sie besonders langsam wuchs, und langsames Wachstum bedeutet späte Geschlechtsreife.

Die Langsamkeit wird durch die Umgebung verursacht: Die Vegetationszeit ist dort oben nur sehr kurz, die Winter sind hart und lang – da bleibt wenig Zeit, um wenigstens etwas Fotosynthese zu betreiben. Immer wieder bogen gewaltige Schneemassen das Stämmchen um, sodass ein Seitenzweig die Führung übernahm und einen neuen Haupttrieb bildete. Der derzeitige »Baum« ist somit nur einige Hundert Jahre alt; die eigentliche alte Fichte ist der Wurzelstock und das Gestrüpp am Boden.

Hier stellte sich mir erneut die Frage, was eigentlich das Wesen eines Baums ausmacht. Ist es der Stamm, den wir für gewöhnlich für das Wichtigste halten? Oder sind es die Wurzeln, die die Jahrtausende überdauert haben und in denen möglicherweise die Erinnerungen dieser alten Fichte gespeichert sind? Ich neige mittlerweile dazu, Letzteres als entscheidend zu sehen.

Sebastian und ich verzehrten unser mitgebrachtes »Polarbröd«, eine Art weiches Knäckebrot, dazu gab es Käse und Blaubeersaft. Sebastian erzählte, dass die Parkverwaltung überlegte, ob sie nicht einen markierten Weg zu Old Tjikko bauen sollte. Viele Touristen kämen in den Nationalpark, suchten im Gebirge den Baum und kehrten entrüstet und enttäuscht zurück zum Eingangsgebäude, um sich zu beschweren, wenn sie nicht fündig geworden waren. Old Tjikko war schließlich der Grund ihres Besuchs.

Ein markierter Weg? Diese Idee gefiel mir überhaupt nicht. Wenn ich mir die fragile Fichte so betrachtete, dann konnte ich schon Tausende Souvenirjäger vor mir sehen, die sich zum Selfie auch noch ein Ästchen als Trophäe mit nach Hause nehmen wollten. Das konnte nicht lange gut gehen.

Bisher war die Position nur recht vage in der Karte verzeichnet, und ein dünnes weißes Seil war im Abstand von fünf Metern an 30 Zentimeter hohen Pflöckchen gespannt. Diese »Absperrung« sollte verhindern, dass Menschen auf den empfindlichen Wurzeln herumtrampeln. Außerhalb der Absperrung waren schon sämtliche Flechten in den moorigen Boden getreten. Da die Wurzeln von Old Tjikko sich bestimmt mindestens doppelt so weit vom Stamm durch den Boden ziehen, ist er schon heute durch die Besucher lädiert. Auch durch mich. Und ich kam gleich doppelt ins Grübeln. Mit meiner Schuhgröße 48 hatte ich ebenfalls etliche zarte Flechten ins Nirwana befördert, und noch schlimmer: Wurden durch mich nicht noch mehr Menschen auf diese Kostbarkeit aufmerksam, war ich nicht sogar mitschuldig am künftig anschwellenden Strom der Touristen? Solche Gedanken setzten mir schwer zu. Sollte ich besser nicht mehr von Naturjuwelen berichten, von intakten Ökosystemen, die Hoffnung geben und vielen Menschen neuen Zugang zu unserer Umwelt ermöglichen?

Oder gab es nicht vielleicht andere Lösungen?

Schon heute findet während der Saison einmal täglich eine geführte Tour zu Old Tjikko statt. Könnte man es nicht einfach dabei belassen und eine Art Warteliste einrichten? Auch bei Konzerten sind irgendwann alle Karten ausverkauft, warum sollte das bei den Stars der Bäume anders sein? Die dritte Alternative wäre, generell jedermann den Zutritt zu verwehren. Davon halte ich allerdings gar nichts, denn Naturschutz, bei dem Menschen komplett ausgesperrt werden, führt dazu, dass das Interesse für die zu schützenden Lebensräume sinkt.

Unten im Tal angekommen, machten wir noch einmal am Nationalparkhaus halt. Helena, Sebastians Freundin, ging hinein und kam kurz darauf mit einem Stückchen Wurst zurück. »Das ist für die Unglückshäher« sagte sie. Unglückshäher verdanken ihren Namen der Tatsache, dass sie in besonders kalten Wintern sehr weit südlich bis nach Mitteleuropa hinein ausweichen müssen, um noch etwas zu fressen zu finden. Ihr Auftauchen kündigte vor Jahrhunderten extrem harte Witterungsbedingungen wie eisige Kälte und große Schneemassen an. Das war für die bitterarme Landbevölkerung ein großes Unglück, und dementsprechend wurde der Vogel auch benannt.

Im Fulufjället Nationalpark heitern die Tiere die Touristen auf. Mickrige Flechten sind als Erlebnis nicht genug; da können die zahmen Vögel enttäuschte Wanderer wenigstens etwas erfreuen. Zumal dann, wenn diese aufgrund der nur vagen Angaben auf der Karte Old Tjikko nicht gefunden haben.

Und damit kommen wir zum Kern des Problems: Viele Besucher reizt und fasziniert nicht die wundervolle Landschaft mit ihren atemberaubenden Ausblicken, interessiert nur wenig die Fülle an hochspezialisierten Lebewesen. Nein, es ist das hohe Alter des mickrigen Bäumchens, das sturmzerzaust dort oben auf dem Bergrücken ausharrt. Optisch ist die Fichte kein Highlight; es geht hier ausschließlich um ihre Geschichte. Nur das Wissen, dass sie schon seit 9 550 Jahren ums Überleben kämpft und vielleicht noch weitere Jahrtausende ausharrt, macht ihren Reiz aus. Kleine Fichten gibt es schließlich wie Sand am Meer, lediglich ihr Alter unterscheidet sie vom betagten Artgenossen.

Meine Tour mit Sebastian war aber noch nicht beendet. Er wollte mir unbedingt noch weiteren Urwald in der Umgebung zeigen. Den sahen wir auch, doch vor allem fuhren wir an unzähligen Holzstapeln aus Urwaldholz vorbei – im Hintergrund riesige Kahlschläge, die dieses einzigartige, langsame Ökosystem zerstört hatten. Der Gipfel sei, so Sebastian, dass dieses Holz mit dem FSC-Siegel ausgestattet wurde, also einem Zertifikat für besonders ökologische und sozialverträgliche Forstwirtschaft.

Dieses Siegel verwende ich auch in meinem Forstbetrieb in Wershofen, und allein schon aufgrund der eigenen Beobachtungen der letzten Jahre (so zertifizierte der FSC Kahlschlagsholz auch im Nationalpark Eifel) bin ich mir nicht mehr sicher, ob so ein Label noch sinnvoll ist. Gibt es etwas Schlimmeres als Urwaldkahlschlagsholz? Wenn ein Siegel so etwas nicht nur nicht verhindern kann, sondern solche Hölzer offenbar trotz öffentlicher Hinweise weiter zertifiziert, dann müsste man sich nach einer Alternative umsehen. Doch nach welcher? Es gibt noch das PEFC-Siegel, dessen Standards noch unterhalb denen des FSC liegt. Ansonsten ist gähnende Leere auf dem Holzmarkt, gibt es nur noch Produkte ganz ohne externe Kontrollen durch nichtstaatliche Organisationen.

Mit gemischten Gefühlen fuhren wir wieder nach Hause, doch ein letztes positives Gespräch fand noch während des Abschiedsessens in einem Imbiss im Nirgendwo der schwedischen Wildnis statt. Überall auf der Welt gibt es einsame Aktivisten wie Sebastian, die für sich kämpfen, viel erreichen und dennoch frustriert sind. Wäre es nicht schön, wenn sich dieser Kreis einmal jährlich trifft, nur um sich auszutauschen? Ohne Tagesordnung, ohne Ziele, einfach nur, um sich nicht so allein zu fühlen? Wir haben an diesem Abend ein solches Treffen vereinbart, und ich freue mich schon auf all die einsamen Wölfe – lasst uns zusammen heulen!

Auf der Suche nach Ursprünglichkeit

Ein alter Baum wie Old Tjikko eignet sich hervorragend, um zu demonstrieren, was der wesentliche Aspekt von Natur ist: Der schier endlose Zeitbedarf, der nötig ist, damit das fein austarierte Ökosystem sich vollständig entwickeln kann. Wenn ein einzelner Baum schon so alt werden kann, wie sieht es dann erst mit einem Urwald aus? Wie alt muss eine Baumansammlung werden, damit sie diese Bezeichnung verdient?

Die Frage ist deshalb so entscheidend, weil wir dringend wieder mehr ehemalige Plantagen in Urwälder zurückverwandeln müssen. Die Artenvielfalt, die Klimawirkung und die Erholungsmöglichkeiten können Plantagenwälder einfach nicht bieten; hinzu kommt unser Verantwortungsgefühl, das die Übertreibungen der letzten Jahrzehnte wieder korrigieren möchte. Doch dazu muss man zuerst eines wissen: Wie sieht echter Urwald überhaupt aus?

Das wollte ich in Erfahrung bringen, und durch meine Bücher hat sich hierzu eine Möglichkeit ergeben. Nein, das ist nicht ganz korrekt, denn allein durch das überwältigende Interesse meiner Leserinnen und Leser wurden »Das geheime Leben der Bäume« und die Folgebände zu internationalen Bestsellern.

So auch in Kanada, und von dort erreichte mich ein Hilferuf per E-Mail. Geschrieben hatte ihn der Administrator des Stammes der Kwiakah, Frank Voelker. Dieses Ureinwohnervolk zählt kaum noch 20 Mitglieder und kann sich dementsprechend schlecht gegen die Holzkonzerne durchsetzen.

Ursache für ihre Misere ist indirekt ein großer Erfolg der

Umweltbewegung: der endgültige Schutz für den nördlichen Great Bear Rainforest auf Vancouver-Island. Es ist der größte intakte Kaltregenwald der Erde, und er schien an die Holzindustrie verloren. 20 Jahre lang kämpften Ureinwohner und Umweltverbände nicht nur für die Bäume, sondern auch für die Tiere. Vor allem Grizzlybären waren das Ziel von Jagdtouristen, die ihre Wohnzimmer mit Fellen und Schädeln aufwerten wollten. Die Stiftung »Raincoast« kaufte daher kurzerhand die Lizenzen auf und ließ sie einfach verfallen – zumindest für Teilflächen des Regenwaldes waren die Bären damit aus der Schusslinie.

Seit 2017 werden in ganz Britisch Columbia keine Grizzlys zur Trophäenjagd mehr freigegeben. Schon ein Jahr zuvor waren 85 Prozent des Great Bear Rainforest dauerhaft gesichert: Über 30 000 Quadratkilometer bleiben seitdem sich selbst überlassen; sogar die Gewinnung von Wasserkraft mittels Staudämmen wurde verboten. Ich habe mich damals sehr über diese guten Nachrichten gefreut. Umso nachdenklicher machte mich die E-Mail der Kwiakah-Ureinwohner. Denn die Forst- und Holzindustrie suchte nun nach Alternativen und fand sie offensichtlich in dem verstärkten Holzeinschlag in den verbliebenen südlichen Gebieten.

Nein, eigentlich kann man hier nicht von Finden sprechen, vielmehr wurde sie ihnen von der Regierung als Kompensation für den Verlust an das neue Naturschutzgebiet versprochen. Eines der Waldgebiete, das nun von zusätzlichen massiven Holzeinschlägen betroffen ist, ist Phillips Arm. Es ist ein Teil des alten Stammesgebiets der Kwiakah mit einer Größe von rund 500 Quadratkilometern, in dem die ursprünglichen Besitzer immer noch um ihre Rechte kämpfen. Grundsätzlich zeigt sich der Stamm kompromissbereit: Es geht ihm gar nicht um das Verbot jeglicher forstwirtschaftlicher Nutzung ihrer Wälder, nein, es soll lediglich schonender mit ihnen umgegangen werden. Denn die Kwiakah machen sich die Grizzlybären ebenfalls zunutze, allerdings lebendig. Sie sind Bestandteil ihres sanften Tourismus.

Wo Wälder kahl geschlagen werden, schwemmen die heftigen Regenfälle den Boden in die nächsten Flüsse. In den verschlammten Fluten können keine Lachse mehr leben, die Wassersysteme veröden. Und die Grizzlybären finden im Herbst nun keine fetten Fische mehr, mit deren Hilfe sie sich eine Speckschicht für den Winterschlaf anfressen können. In der Folge sinkt ihre Population, sodass den Touristen ein Highlight entgeht, aber nicht nur das: Die gesamte Nahrungskette, von Insekten über kleine Säugetiere bis hin zu Seeadlern bricht zusammen. Und das in einem Landstrich, in dem die gesamte Bevölkerung einschließlich der Regierung sehr viel Wert auf zahlende Gäste legt.

Frank schlug also vor, dass ich den Stamm einmal besuchen sollte, um sein Anliegen zu unterstützen. Vor Ort wollten wir uns dann die verschiedenen Waldtypen – also Urwald, durchforsteten Wald und einen Kahlschlag – ansehen. Die Frage war ja, wie man zukünftig näher an der Natur arbeiten und vor allem, ob wir die Forstpolitik von British Columbia beeinflussen könnten. Ich sagte gerne für Oktober zu und war schon ganz gespannt, einen echten alten Wald sehen zu können.

Frank organisierte alles, vor allem eine Begrüßung am Ankunftsabend in Campbell River, dem heutigen Sitz des Stamms. Am nächsten Morgen fuhr uns Frank schon um 6:50 Uhr zum Hafen. Hier wartete ein Skipper mit seinem Aluboot, um uns zum Reservat hinaus zu fahren. Die Crew entpuppte sich als Reisebegleitung, die aus zwei Journalisten, drei Förstern und dem Häuptling bestand. Chief Steven entsprach in seiner Regenjacke und Wollmütze nicht gerade meiner durch früheste Winnetou-Lektüre verdorbenen Vorstellung von einem Indianerhäuptling. Zudem wirkte er etwas schüchtern – ein Eindruck, der allerdings rasch von einem sympathischen Charakter mit hintergründigem Humor abgelöst wurde.

Die Fahrt mit dem Boot war ziemlich rau; es regnete, und ein kalter Wind peitschte das Wasser auf, sodass wir in harten Schlägen darüber hüpften. Die Scheiben der Kabine waren von innen und außen beschlagen und ließen uns so nur wenig von der grauen Landschaft erkennen, die an uns vorbeizog. Willkommen in den nördlichen Regenwäldern! Hier fallen im Gegensatz zu meiner heimatlichen Eifel nicht 800 Liter pro Quadratmeter und Jahr, sondern 4 000!

Als das Boot nach 75-minütiger Fahrt in eine Bucht einbog, entdeckten wir unser Quartier an einem kleinen Hafen: das Sonora-Resort. Es schmiegte sich in einen Berghang und war überwiegend aus Holz gebaut. Am Steg wurden wir bereits erwartet, zwei Mitarbeiter nahmen unsere Koffer in Empfang, danach ging es zum Einchecken. Da wir Gäste des Hauses waren, warteten wir bei einem Begrüßungsdrink auf die Manager. Sie zeigten uns die gesamte Anlage einschließlich Abwasseraufbereitung, anschließend ging es wieder aufs Boot. Wir wollten schließlich das Stammesgebiet der Kwiakah besichtigen, und das lag noch einmal rund 20 Kilometer weiter entfernt auf dem Festland.

Die Bucht, Phillips Arm, präsentierte sich beim Einlaufen in schönstem Sonnenschein. Die Regenwolken sollten an beiden Tagen nicht zurückkehren, und so hatten wir Bilderbuchwetter – allerdings keine Bilderbuchlandschaft. In den Bergen ringsherum präsentierten sich die Wunden der Holzindustrie. Im Zickzack schlängelten sich Forststraßen die Hänge hinunter, und der Wald war in Blöcke unterschiedlichen Alters gegliedert. Lediglich an den Ufern standen kümmerliche Reste älterer Bäume.

Solche Bilder kannte ich aus Europa, wo die Wälder grundsätzlich in Abteilungen gegliedert und so bewirtschaftet werden, dass man dieses Mosaik selbst aus der Ferne sehr gut erkennen kann (probieren Sie doch dazu einmal Google Earth oder ähnliche Programme aus). Obwohl ich wusste, dass die Holzindustrie Kanadas schon seit Jahrzehnten überaus rücksichtslos Kahlschläge durchführt, hatte ich doch gehofft, wenigstens in solch abgelegenen Plätzen wie Phillips Arm noch Reste der ursprünglichen Natur vorzufinden. Auch Chief Munmuntle (so Stevens indianischer Name) nährte diese Hoffnung. Er hieß uns mit einer kleinen Ansprache auf dem Land seiner Vorväter willkommen – zur Überraschung von Frank, der das so noch nicht erlebt hatte. Munmuntle erwähnte auch die Urwälder, die wir uns anschauen wollten. Um es vorwegzunehmen: Wir fanden in den zwei Tagen unseres Aufenthaltes leider keine! Lediglich schmale Randstreifen von maximal 50 Metern Breite, die mehr oder weniger unangetastet geblieben waren, zeigten klägliche Reste alter Bäume.

Zwei Vertreter großer Forstunternehmen, Tanja und Domenico, hatten den Mut, sich der Diskussion im Wald zu stellen. Sie beschrieben die Situation an der kanadischen Westküste wie folgt: Der Staat, der das meiste Land besitzt, braucht Einnahmen. Die generiert er aus dem Verkauf von Einschlagslizenzen, die meistbietend versteigert werden. Die Lizenzen beziehen sich auf abgegrenzte Gebiete mit Hunderten von Quadratkilometern (manchmal sogar über 10 000), in denen die Konzerne eine bestimmte Menge Holz innerhalb von fünf Jahren einschlagen müssen. Müssen? Ja, denn kassiert wird seitens der Behörden hinterher, also nach den Fällungen. Dann wird pro Kubikmeter eine *stumpage fee* fällig, eine Gebühr, die je nach Holzqualität und Marktlage umgerechnet zwischen 13 und 35 Euro beträgt. Würden die Holzfäller die Lizenzen kaufen, aber zu wenig oder überhaupt kein Holz einschlagen, dann verlören sie ihre Lizenz.

Doch kein System ist so schlecht, dass es nicht durch gute PR immer noch glänzend dargestellt werden könnte. Im Falle der kanadischen Westküste geschieht das folgendermaßen: Ist es nicht eine sanfte Forstwirtschaft, die nur einmal alle 80 Jahre ein Waldgebiet bearbeitet und es danach komplett in Ruhe lässt? Das stört doch empfindliche Arten wie den Grizzly viel weniger. Zudem werden die Kahlschläge nach optischen Vorgaben durchgeführt, die verlangen, dass von der Wasserlinie aus so wenig wie möglich von dem Treiben zu sehen sein soll. Der Grund ist, Sie ahnen es schon, der Tourismus. Die idyllische Landschaft British Columbias, wie wir sie aus dem Fernsehen kennen, soll erlebbar bleiben. Das gelingt zumindest in meinen Augen nicht.

Als wir mit Frank und Chief Munmuntle auf dem Boot durch die Meere zum Stammesgebiet fuhren, fielen überall junge Wälder ins Auge, hier und da unterbrochen von braunen Flecken – frischen Kahlschlägen. Entlang der Ufer stand ein schmaler Streifen älterer Bäume, die den ökologischen Schaden in den Berghängen dahinter nicht verbergen konnten. Da entschädigten die Seelöwen, die auf den Felsen am Ufer in der Sonne dösten, nur wenig.

Später im Wald, den wir zu Fuß durchstreiften, fragte ich die beiden Förster Tanja und Domenico, ob eine schonende Durchforstung nicht besser sei. Sicher, schonend sei immer besser, doch ich solle erwägen, dass dazu viel häufiger gestört werden müsse. Zudem müsste für die gleiche Holzmenge eine zehnmal größere Fläche bearbeitet werden, da bei einer Durchforstung ja höchstens zehn Prozent der Stämme entnommen würden. Und ganz wichtig: Das Straßennetz müsste permanent unterhalten und sogar noch ausgebaut werden. Wer wie ich mit Pferden im Wald arbeiten wolle, müsse ja schließlich irgendwie dorthin gelangen.

Falsch ist dieses Argument nicht: In Deutschland etwa wurden pro Quadratkilometer Wald 13 Kilometer Forststraßen gebaut, die dieses Ökosystem völlig zerschneiden. So kreuzen besonders lichtempfindliche Laufkäferarten diese künstlichen Schneisen nicht, weil es ihnen auf einem Waldweg zu hell ist. Zudem unterbrechen die verdichteten Trassen den unterirdischen Wasserfluss, was hangaufwärts zu Stauungen und hangabwärts zu Trockenzonen führt. Doch die Frage ist, ob es nicht auch bei uns mit weniger Wegen ginge – die Antwort ist ein klares Ja!

Auch die häufigeren Störungen infolge von Durchforstungen halte ich für tolerierbar: Tiere gewöhnen sich an solche Maßnahmen, wie das Extrembeispiel Truppenübungsplatz zeigt: Dort sind die besten Wildbeobachtungen während des Panzerschießbetriebs möglich, weil die Hirsche und Rehe genau wissen, dass nun kein Jäger nach ihrem Leben trachten kann. Der Mensch ist nämlich nur dann störend, wenn er als Raubtier wahrgenommen wird, was Nationalparks in Afrika oder Nordamerika eindrucksvoll beweisen. Hier lassen beispielsweise Büffel Touristen bis auf wenige Meter Entfernung herankommen, weil sie in ihnen einfach einen anderen harmlosen Steppenbewohner sehen. Auf British Columbia übertragen hieße das, dass das Auftreten von Waldarbeitern dann stressfrei zu gestalten ist, wenn gleichzeitig die Jagd verboten wird. Das sollte in einem Gebiet mit Wildlife-Tourismus eigentlich selbstverständlich sein.

Für die Kwiakah gibt es nur zwei Optionen: Entweder der Staat und die Forstunternehmen einigen sich mit ihnen freiwillig auf einen Versuch, es einmal sanfter zu probieren, oder sie erstreiten sich ihre Rechte vor Gericht (was mehrere Millionen Dollar kostet – Geld, das der Stamm nicht hat). Somit bleibt wahrscheinlich vorerst nur Option eins.

Die Aufgabe für die Zukunft muss also lauten: Wie kann man diese Wälder in eine schonende Durchforstungswirtschaft überführen, und wie lassen sich dazu ausreichend große Schutzgebiete ohne jegliche Forstwirtschaft erhalten? Die Lösung wäre so einfach. Die Gebiete gehören ja bis heute den First Nations, den Stämmen entlang der Küsten. Sie haben ein völlig anderes Waldverständnis als viele Neuankömmlinge. So nutzten sie ebenfalls Holz zum Bau ihrer Häuser. Doch dazu wurden oft keine ganzen Bäume gefällt, sondern nur aufwendig einzelne Planken aus dem Stamm gelöst, um diesen nicht zu töten. Das ist zwar auch brutal, denn so wird der Baum großflächig verletzt. Doch immerhin bleibt er auf die Art am Leben, wird das empfindsame Gefüge des Waldes kaum gestört.

Wie wenig dies die Lebensspanne der Rotzedern der Küstenwälder beeinträchtigt, zeigen noch heute stehende Bäume, die mittlerweile als Kulturdenkmäler kartiert und geschützt werden.

Andererseits sind speziell die Zedern von der Holzindustrie so begehrt, dass kaum noch mächtige Stämme zu finden sind. Selbst in Steillagen werden diese Stämme gefällt und dann mangels Straßen mit dem Hubschrauber zum nächsten Meeresarm geflogen (wo sie dann als Floß weitertransportiert werden). Das führt dazu, dass viele Indianer den traditionellen Kanubau einstellen müssen, da es schlicht und ergreifend keine Bäume mehr gibt, die dick genug dafür sind.

Waldbewirtschaftung durch die Augen der First Nations gesehen, dürfte zu einem Waldbild führen, wie wir es von europäischen Plenterwäldern kennen. In Plenterwäldern wird nahe am Urwald gewirtschaftet, bleiben Baumfamilien erhalten, dürfen die einzelnen Exemplare sehr alt werden. Gefällt wird nur hier und da ein reifer, dicker Stamm, ansonsten wird der Wald nicht angetastet. Das Ganze durchsetzt mit Schutzgebieten ohne Holzeinschlag könnte den Wald von Phillips Arm wieder in alte Zeiten versetzen.

In Deutschland wird so etwas zum Beispiel im Stadtwald

von Lübeck praktiziert, der der indigenen Bevölkerung (nämlich uns allen) ebenfalls einen Hauch der ursprünglichen Wälder zurückgibt. Zeit wird man bei diesem Konzept allerdings mitbringen müssen – um sich von den menschlichen Störungen und Zerstörungen wieder zu erholen, brauchen Wälder Jahrhunderte.

Ab wann kann überhaupt wieder von einem echten Urwald geredet werden? Denken wir an die unendlich langsamen Flechten rund um Old Tjikko, die erst nach Jahrhunderten auf Baumruinen auftauchen. Wie viele solcher langsamen Wesen mag es noch geben? Kann man nach heutigem Wissensstand überhaupt einen Zeitrahmen nennen?

Ich denke schon und zwar ganz pragmatisch: Es muss mindestens eine Baumgeneration in Freiheit, also ohne menschliche Störungen, aufgewachsen sein. Je nach Baumart wären das um die 500 Jahre. Das klingt viel? Nun ja, die erste Generation stammt dann immer noch aus dem Zeitalter der Plantagen und der Kahlschlagswirtschaft, ist also unter völlig unnatürlichen Bedingungen aufgewachsen. Die geschilderte Langsamkeit stellt sich erst bei der zweiten Baumgeneration ein, die unter dem Schirm der Mutterbäume im ewigen Halbdunkel aufwächst. Die vollständigen Urwaldprozesse, die alte Vielfalt ist frühestens ab diesem Zeitpunkt zu erwarten.

Einstweilen bleibt es im Wald der Kwiakah bei kosmetischen Korrekturen, die sich allein auf die Optik beziehen. So zeigte einer der Förster während der Rückfahrt auf dem Boot in den gegenüberliegenden Berghang. »Man sieht nur 15 Prozent des Kahlschlags«, erzählte er stolz. Der Rest sei so geschickt angelegt, dass er hinter den davorliegenden Hügeln verschwinde. Was für die Touristen bleibt, ist demnach nichts anderes als eine grüne Kulisse, die Ursprünglichkeit nur vorgaukelt.

Später zu Hause erreichte mich noch eine E-Mail von Frank. Darin bedankte er sich erst einmal für die Hoffnung für die Zukunft, die unser Besuch beim Stamm ausgelöst hatte, dann aber folgte eine schlechte Nachricht. Ein Vertreter der Firma TimberWest, der auch an unserem Treffen teilgenommen hatte, informierte die Indianer, dass ein Teil ihres Waldes demnächst per Hubschrauber gedüngt werden solle – als Pilotprojekt. Das empfand Frank als Schlag ins Gesicht, zumal dieser Vertreter Tage zuvor im Wald nicht den Mut hatte, das Thema anzusprechen.

Düngung, das klingt zunächst harmlos. Düngen wir nicht auch unsere Felder oder Rosenbeete? Im Kulturland mag das in gewissen Grenzen in Ordnung oder sogar notwendig sein, im Wald hingegen ist es eine Katastrophe. Bäume möchten nicht schnell wachsen, können nur alt werden, wenn sie eine jahrhundertelange Jugend im Schutz ihrer Eltern genießen. Auf den Kahlschlägen der Holzindustrie wachsen die Fichten, Tannen und Zedern ohnehin schon rasant schnell im prallen Sonnenschein. Wenn das Ganze nun noch durch Düngung zusätzlich angeheizt wird, dann unterscheidet diese Bäume nichts mehr von Mastschweinen – kaum lebensfähig, aber schnell schlachtreif.

Das übrige Ökosystem wird noch schwerer ramponiert, weil alle Standorte des Waldes gleichgemacht werden. Von Natur aus nährstoffarme Regionen, manchmal mit sehr sauren Böden, und auf sie spezialisierte Lebensgemeinschaften werden durch den Pulverregen aus der Luft ausradiert. British Columbia degradiert damit seine nördlichen Regenwälder endgültig zu Holzäckern.

Mein Besuch bei den Kwiakah würde, so mein Entschluss, nicht ein einmaliges Erlebnis bleiben, sondern der Auftakt für eine langjährige Unterstützung des Stammes sein. Schließlich habe ich nirgendwo auf meinen Reisen so deutlich wie bei diesen Ureinwohnern gespürt, wie stark das Band zwischen Mensch und Natur noch sein kann. Ich würde gerne helfen, es zu erhalten.

Białowieża – ein schwieriger Fall

Eine polnische Gruppierung erregte in den letzten Jahren internationale Aufmerksamkeit, weil sie sich für ein ganz besonderes Fleckchen Natur einsetzte: den Urwald von Białowieża. An ihm entzündete sich eine Debatte, die beispielhaft für viele andere Wälder weltweit steht. Der alte Wald liegt an der Grenze Polens zu Weißrussland und damit in einer klimatisch sehr rauen Region – zu rau für Buchen. Während diese Baumart in Mitteleuropa die einstigen Urwälder prägte, ist sie hier nicht mehr zu finden, weil die Winter viel zu kalt und lang sind. Stattdessen dominieren hier Eichen, Linden, Hainbuchen, Ahorn und Fichten das Bild.

Der polnische Staat oder vielmehr die Regierungspartei PIS befand Naturschutz in Białowieza offenbar für überbewertet und ließ im Wald um den Nationalpark herum umfangreiche Fällungen zu. Als die Proteste aufflammten, kam von der anderen Seite ein altes Argument vieler Förster zum Einsatz: Borkenkäfer würden den Wald auffressen, und man würde diese Katastrophe nun bekämpfen, indem man die befallenen Bäume entfernte (und dann natürlich gleich verwertete). Das war nicht völlig aus der Luft gegriffen. Tatsächlich hatte sich in den letzten Jahren eine riesige Armada des Buchdruckers, eines wenige Millimeter großen Käferchens aus der Familie der Borkenkäfer, aufgemacht, die Rinde und damit letztendlich die gesamten Bäume großer Fichtenbestände zu vernichten.

Er erhielt seinen Namen wegen der symmetrischen Gänge, die er und seine Larven unter die Rinde graben. Der Buchdrucker liebt Fichten, genauer gesagt die Wachstumsschicht zwischen Rinde und Holz. Sie ist saftig und nährstoffreich und übrigens auch für den menschlichen Verzehr geeignet. Das Problem: Gesunde Fichten können sich wehren, ertränken jeden Angreifer gleich beim Einbohren mit einem Tropfen Harz. In trocken-heißen Sommern, wie sie im Zuge des Klimawandels verstärkt auftreten, schwächeln die Bäume jedoch und sondern dabei Stressdüfte aus. Die Käfer können das riechen und überfallen solche Fichten, die dadurch absterben. Anschließend wird der nächste Baum angegriffen, und oft machen die Käfer auch vor gesunden Fichten nicht halt. Durch die schiere Masse an Angreifern kann der Baum nicht alle Eindringlinge abwehren und gibt auf. Borkenkäfer können also große, monotone Fichtenwälder vernichten. Allerdings vermehren sich währenddessen Krankheitserreger, die sich unter den Käfern ausbreiten und schließlich auch zu einem Ende der Käferwelle führen.

Waren die Fällungen also zulässig in einem Gebiet, das zu Europas letzten Urwäldern zählte? Oder war es gar kein Urwald, wie viele Förster behaupteten? Eine schwierige Frage, wie selbst Waldschützer zu bedenken geben. Die Fakten: Ein kleinerer Teil des alten Waldes mit einer Größe von rund 100 Quadratkilometern wurde schon 1932 zum Nationalpark erklärt, der größere auf weißrussischer Seite mit über 1 000 Quadratkilometern dann 1991 ebenfalls entsprechend geschützt. Der gesamte Wald beidseits der Grenze wurde von der UNESCO als Weltnaturerbe ausgewiesen und befindet sich damit in exklusiver Gesellschaft mit Juwelen wie dem Great Barrier Reef in Australien oder dem Yellowstone-Nationalpark in den USA. Neben den alten Bäumen sind es über 20 000 Arten, die dort ein Zuhause finden, darunter der mächtige Wisent, der kurz vor dem Aussterben stand und immer noch stark gefährdet ist.

Bleiben wir auf der polnischen Seite des Naturerbes. Dort dehnt sich der alte Wald weit über die willkürlich gezogenen

Nationalparkgrenzen aus. Insgesamt bedeckt er über 600 Quadratkilometer und ist mit seinen seltenen Arten so wertvoll, dass er den Status eines Natura-2000-Gebietes hat, eine Schutzklasse auf EU-Ebene, die nur behutsame Eingriffe zulässt. Hinter dem bürokratischen Begriff steckt die Absicht, die letzten halbwegs intakten Ökosysteme Europas zu erhalten.

Wohl wissend, dass wirklich große Nationalparks wie in den USA hier nicht umzusetzen sind, stellten solche Schutzgebiete einen Kompromiss dar, indem sie eine Nutzung weiterhin erlauben. Zumindest so lange, wie der Wald dabei nicht zu sehr in Mitleidenschaft gezogen wird.

Doch genau dies geschah in Polen, und zwar mit Ansage. Der Borkenkäfer als Vorwand konnte nur schwer die eigentliche Absicht kaschieren, dass hier zwei Bedürfnisse befriedigt werden sollten: Zum einen mochten die Verantwortlichen nicht so viel Holz der Natur überlassen, zum anderen wollte man der EU zeigen, dass man auf ein einengendes Regelwerk zugunsten der Natur pfiff. Der damalige polnische Umweltminister Jan Szyszko verdreifachte im Jahr 2016 mit einem Federstrich die zum Einschlag freigegebene Menge und gestattete der Forstindustrie, bis 2023 knapp 200 000 Kubikmeter Holz aus dem Schutzgebiet zu holen.

Trotz heftiger internationaler Proteste begannen schwere Maschinen, Hunderte Bäume pro Tag zu fällen. Das Ganze wurde als Rettungsaktion für den Wald ausgegeben, die Baumfällungen als einzige Möglichkeit dargestellt, den Borkenkäfer zu vernichten, der angeblich den Restwald bedrohte.

Doch in Białowieża gibt es mehrere Gründe, diesem Spiel der Kräfte ohne Eingreifen zuzusehen. Der Wald ist ja gerade nicht eine Fichtenmonokultur, sondern ein ursprünglicher Wald, der durchmischt ist mit verschiedensten Baumarten. Werden die Fichten vom Käfer getötet, so wird der Baumbestand nur aufgelockert, ohne dass Kahlflächen entstehen. Hinzu kommt der Schutzstatus: Er wurde verfügt, damit das freie Spiel der natürlichen Kräfte erhalten bleibt, wozu eben auch aus menschlicher Sicht unerwünschte Prozesse gehören, ja gehören müssen. Und davon abgesehen wird die Natur schon seit Jahrmillionen mit solchen Entwicklungen fertig – dazu braucht sie uns Menschen gar nicht.

Die großen Kahlschläge, die im Namen der Waldrettung durchgeführt wurden, nahmen demnach nur das vorweg, was man durch den Käfer offiziell befürchtete: eine großflächige Zerstörung des geschützten Waldes. Keine Frage: Das schrie geradezu nach einer Unterstützung der Aktivisten vor Ort!

Piotr und Adam, Forscher und Umweltschützer, holten mich am Flughafen von Warschau ab und kutschierten uns stundenlang in einem Bus Richtung polnisch-weißrussische Grenze. Das Fahrzeug flog regelrecht über die teils maroden Straßen, und lediglich die interessanten Gespräche mit den beiden ließen mich meine Sorge vergessen, heil an unserem Ziel anzukommen. Spätabends erreichten wir den Wald von Białowieża, doch fürs Erste standen nicht die Bäume, sondern das Protestcamp auf dem Plan.

Entgegen meiner Vorstellung wehten uns weder bunte Flaggen entgegen, noch stießen wir auf eine Zeltsiedlung. Nein, es war ein großes altes Haus, in dem die Waldschützer ihr Quartier aufgeschlagen hatten. Wenn man jahrelang ausharren möchte, ist das vielleicht auch die bessere Alternative. Wir wurden sehr freundlich empfangen und an einen großen, hölzernen Gemeinschaftstisch mit Bänken gebeten. Hier gab es erst mal Kaffee und Kuchen, bevor die eigentliche Mission startete: Unterstützung durch unsere bloße Präsenz. Natürlich saßen wir uns nicht schweigend gegenüber, sondern sprachen mit der ganzen Truppe über die Probleme und Erfolge.

Anwesend war auch ein Kamerateam eines Lokalsenders, der, so hatte man mich vorgewarnt, nicht unbedingt aufseiten der Protestler stand. Ebenso wie viele der Einwohner rund um das Schutzgebiet, die ähnlich wie die kanadischen Förster vom Wald und seinen Holzprodukten lebten.

Wir übernachteten zweimal im Hotel Wejmutka, einem gemütlichen Haus ganz aus Holz, das nicht weit vom Nationalpark entfernt am Ortsrand von Białowieża stand. Die Eigentümerin war bekennende Unterstützerin der Protestbewegung, und so war es kein Wunder, dass hier am zweiten Abend eine Konferenz mit Wissenschaftlern, Umweltschützern und Freunden des Nationalparks stattfand.

Ich muss gestehen, dass mir während der Konferenz immer mal wieder die Augen zufielen, aber nicht etwa, weil es so langweilig war. Nein, wir waren morgens schon um 3:30 Uhr aufgestanden, um wilde Wisente zu beobachten. Wenn wir schon in Białowieża unterwegs waren, mussten wir doch wenigstens einmal diese imposanten Tiere gesehen haben! Und das hieß früh aufstehen, um mit der beginnenden Dämmerung beste Beobachtungsmöglichkeiten zu haben.

Schlaftrunken standen Piotr, Adam und ich also vor dem Hotel und warteten auf den Ranger. Der kam kurz darauf in einem alten Skoda angefahren und stieg aus, ganz in militärische Tarnkleidung gehüllt. Er murmelte eine kurze Begrüßung, stieg wieder ein, und wir beeilten uns, in unserem Auto nicht den Anschluss zu verlieren. Am Rande einer kleinen Siedlung hielten wir an. Die Dämmerung hatte eingesetzt, die Landschaft war in Nebel gehüllt. Das Gras war klatschnass, unsere Schuhe und bald darauf die Socken auch. Wir pirschten auf einem Weg ins Grasland hinaus, immer dem Ranger hinterher. »Da«, er deutete auf eine Nebelbank. Zuerst sahen wir nichts, doch dann schälten sich allmählich drei mächtige Körper heraus. Wisente!

Aufgeregt wechselten wir uns an einem Fernrohr ab, das der Ranger zwischenzeitlich aufgestellt hatte. Drei Schatten im Nebel, die Hörner gut zu erkennen – dann drehten sie sich um und verschwanden wieder im Nebel. »Manchmal sehen wir gar keine Tiere«, erklärte der Ranger lapidar und machte uns damit klar, dass wir wirklich Glück gehabt hatten. Auf meine Nachfrage, wovon sich denn die Tiere ernährten, erzählte er, dass es natürlich überwiegend Gras sei. Und damit die Bauern der Umgebung nicht gegen die Wisente opponierten, bekämen sie über Fördergelder die Weidepflege speziell für die Wildrinder ersetzt. Wisente fressen lieber alte Grasarten, die nährstoffärmer sind als die neuen Züchtungen, die zudem mit Dünger besonders kalorienreich gemacht werden. Wir sprachen hier also von Gras. Dabei gelten Wisente doch als Waldtiere! Und genau hier zeigte sich ein Problem unserer zerstückelten Landschaft.

Ursprünglich gab es tatsächlich auch grasreiche Landschaften bei uns, und zwar in den Flussauen. Ursache war der vor dem Klimawandel noch oft zu beobachtende Prozess der Baumzerstörung durch Treibeis während der Schneeschmelze, der für baumfreie Flecken sorgte. Daneben gibt es noch im Hochgebirge an der Baumgrenze und an Moorrändern Weidemöglichkeiten für große Pflanzenfresser – das war's. In diesen Bereichen möchten wir nicht weichen, und daher drängen wir Tiere wie den Wisent in Waldschutzgebiete, wo er aber nicht überlebensfähig ist. Das Resultat ist eine Landwirtschaft, die Gras bereitstellt, im Winter sogar als Heu. Alle sind zufrieden, doch der Wisent lebt dadurch kein ursprüngliches, wildes Leben mehr.

Was wir mit unserer kleinen Reisegesellschaft erlebten, war also nicht viel mehr als ein großer Safaripark. Um das zu ändern, bräuchten wir viel größere Schutzgebiete. Doch die polnische Regierung war ja gerade dabei, den Wald abzuholzen. Und darunter leidet natürlich nicht nur der Wisent, sondern es trifft auch viele andere Tiere wie Luchse oder Wölfe, deren Spuren wir ebenfalls mehrfach sahen.

Nach der morgendlichen Safari kehrten wir zurück ins Haus der Aktivisten und starteten von dort aus unseren Waldspaziergang auf einem Forstweg. Wir kamen an mächtigen, 500-jährigen Eichen vorbei. Die ersten Mücken umschwirrten uns, und wir bogen quer in den Wald ab. Schon nach wenigen Metern taten sich breite Fahrspuren auf, teilweise fast einen Meter tief. Sie zogen sich weit in den Wald hinein und waren gesäumt von mächtigen frischen Baumstümpfen. Hier hatte offenbar erst vor Kurzem eine große Maschine Baumstämme abtransportiert – aus dem geschützten Wald. Überall waren diese heftigen Auflichtungen durch Fällarbeiten zu sehen; der Boden war dort mit frischem Grün überzogen, ein Zeichen von ungewöhnlich viel Lichteinfall. Wir machten Fotos für die Presse und für meinen Social-Media-Account.

Am nächsten Waldweg lagen dann die toten Riesen fein säuberlich aufgestapelt und bereit zur Abfuhr. Die Waldschützer hatten bei vielen Exemplaren das Alter anhand der Jahresringe gezählt und auf die jeweiligen Stämme gesprüht. So dokumentierten sie, dass hier illegal sehr alte Bäume gefällt und verkauft wurden. Wir machten noch ein Foto vor einem Banner, das den Schutz der Wälder forderte, danach ging es wieder zurück ins Örtchen Białowieża.

Das Fazit dieser Reise: Der Wald ist sehr alt und schützenswert, doch es ist kein echter Urwald, zumindest in weiten Teilen nicht. Zu deutlich sieht man Aufforstungen früherer Jahrzehnte, und selbst wenn große Teile der alten Eichen und anderer Laubbäume schon seit über 100 Jahren nicht mehr genutzt werden, müssen vermutlich weitere 400 Jahre vergehen. Erst dann ist im Sinne der vorhin beschriebenen Definition wieder unverfälschte Natur entstanden. Doch dem Schutzbedürfnis tut das keinen Abbruch: Immerhin hat dieser Wald schon viele Jahrzehnte Entwicklung in diese Richtung hinter sich gebracht, die eine forstwirtschaftliche Nutzung wieder auf null setzen würde. Zudem haben wir kaum noch vergleichbare Gebiete in Europa, bei denen wenigstens über diese Zeitspanne hinweg kaum aktive Veränderungen stattgefunden haben. Ich wünschte, wir hätten solch einen Wald in Deutschland, doch die, die dem zumindest nahekommen, sind bei uns weiterhin stark bedroht – im folgenden Fall durch Energiegewinnung.

Hambi bleibt!

Auch vor meiner Haustür gab es Anlass, sich einmal etwas genauer umzuschauen und zwar im Braunkohlerevier bei Garzweiler vor den Toren Kölns. Es sorgte 2018 bundesweit für Schlagzeilen. Die riesigen Bagger des Energiekonzerns RWE fressen sich dort schon seit vielen Jahrzehnten durch die Landschaft und zerstören nicht nur ganze Dörfer, sondern auch Wald. Sie lassen dabei riesige Löcher in der Landschaft zurück, die gar nicht mehr aufzufüllen sind. Daher lautet die Planung: Es wird ein gigantischer See daraus gemacht! Er soll über 20 Quadratkilometer groß und knapp 200 Meter tief werden. Das Wasser dazu muss bis zum Jahr 2045 aus dem Rhein aufbereitet und zugeleitet werden.

Apropos Wasser: Damit die Grube während der Braunkohlegewinnung nicht vollläuft, arbeiten unzählige Pumpen und saugen sämtliches eindringendes Grundwasser ab – mehr als einen halben Kilometer unter Wiesen und Wäldern. Das ist notwendig, weil sich die riesigen Schaufelradbagger schon über 400 Meter tief in den sandigen Boden hineingefressen haben. Es läuft von überall her nach, auch aus der Eifel, wo ich in meinem Revier die Folgen an rascher austrocknenden Feuchtgebieten erkennen kann. Der Wald leidet also, indem fossiler Wald abgebaggert wird – genau das ist Braunkohle nämlich.

Speziell am Hambacher Forst, einem uralten Laubwald, entzündete sich besonderer Widerstand. Er ist gleichsam der letzte Mohikaner, der Rest einstiger Wälder im Abbaugebiet und ökologisch besonders wertvoll. Uralte Buchen und Eichen bieten dort Heimat für seltene Insekten und Fledermäuse wie die Bechsteinfledermaus. Sie ist auf alte Baumhöhlen angewiesen, in denen die Weibchen im Sommer gemeinsam ihre Jungen großziehen. Von den einst 41 Quadratkilometern waren im Herbst 2018 nur noch zwei Quadratkilometer übrig geblieben, der Rest war bereits für den Tagebau gerodet worden. Lohnte sich eine große Rettungsaktion da überhaupt noch? Immerhin hatten Aktivisten schon seit Jahren großartige Aktionen durchgeführt, immer wieder mit Wanderungen aufgeklärt und durch den Bau von Baumhäusern strategisch wichtige Punkte besetzt. Genützt hatte es dem Wald zwar wenig, dennoch war etwas passiert: Es war den Umweltschützern gelungen, bundesweit Aufmerksamkeit zu erzeugen. Und genau deshalb war auch der kleine Restwald so wichtig: Er war ein Symbol für die Umweltpolitik der Bundesregierung.

Der Sommer 2018 hatte ohnehin große Probleme offengelegt. In der trockenen Hitze brannten etliche Nadelwälder, so auch im brandenburgischen Treuenbrietzen. Dort brach das Feuer an mehreren Stellen gleichzeitig aus, ein deutlicher Hinweis auf Brandstiftung. Die Flammen vernichteten trotz massivem Feuerwehreinsatz drei Quadratkilometer der weitverbreiteten Kiefernwälder. Wälder? Ob es sich wirklich um Wälder handelte, begannen die Medien, unterstützt von Umweltverbänden, immer stärker zu hinterfragen. Waren es nicht vielmehr Plantagen aus schnell wachsenden, nicht heimischen Hölzern, die hier dem Feuer zum Opfer fielen? Kiefern gleichen Benzinfässern, gefüllt mit leicht brennbaren Substanzen wie Terpenen und Harzen. Da reicht in solch trockenen Sommern ein einziges Streichholz, und die Kohlenwasserstoffe entzünden sich fast explosionsartig.

Unsere ursprünglich heimischen Laubwälder dagegen sind praktisch nicht brennbar, weshalb Waldbrände in Mitteleuropa kein Bestandteil natürlicher Ökosysteme sind. Die brennenden Plantagen bei Treuenbrietzen sind demnach eher ein Fanal für verfehlte Forstwirtschaft. Vertreter dieser grünen

Zunft übten nun aber keine Selbstkritik, sondern riefen stattdessen im Verein mit der Landwirtschaft nach staatlichen Subventionen zur Wiederaufforstung.

Und nun kam der Hambacher Forst ins Spiel. Er zeigte deutlich, was politisch im Argen liegt. Denn während in Ostdeutschland die Kiefern brannten und um Hilfe gerufen wurde, standen im Westen die Waldarbeiterkolonnen mit den Motorsägen schon bereit, um auf den ersten Oktober zu warten, dem Stichtag für die Rodungsarbeiten. Hier riefen keine Forstverbände um Hilfe, organisierten Proteste oder machten sich vor Ort ein Bild. Dabei ist die besonders schmutzige Braunkohle eine der Ursachen für den Klimawandel und sommerliche Hitzewellen; zudem sind heimische Laubwälder wesentlich stabiler in Bezug auf steigende Temperaturen. Nein, es waren vor allem junge Menschen, die Baumhäuser in die Kronen der alten Eichen und Buchen bauten, um sie vor der Abholzung zu schützen. Kleine luftige Siedlungen mit Namen wie Oaktown, Beachtown oder Lorién erfüllten den alten Wald jahrelang mit fröhlichem Leben. Zumindest so lange, bis die Landesregierung von Nordrhein-Westfalen sich dazu entschloss, den Wald zu räumen. Die Argumente waren fadenscheinig: Es sei der Brandschutz, der die Verantwortlichen geradezu zwinge, nun einzuschreiten. Dass die selbst gezimmerten Hütten nicht den baurechtlichen Anforderungen entsprachen, war offensichtlich. Doch Brandschutz?
Im Gegensatz zu Nadelwäldern entzünden sich Laubwälder nicht durch Blitzschlag, auch nicht durch alte Glasflaschen. Probieren Sie doch einmal, einen grünen Buchenzweig anzuzünden – es geht nicht. Egal, Innenminister Herbert Reul ordnete die Räumung der alternativen Siedlungen an und setzte dazu das größte Polizeiaufgebot der Geschichte Nordrhein-Westfalens in Bewegung. Schneisen wurden in den Wald geschlagen, Wege verbreitert und befestigt. Auf ihnen rollten

Räumfahrzeuge auf die Baumhaussiedlungen zu, ausgestattet mit Hebebühnen. Mit ihrer Hilfe montierten Arbeiter unter Polizeischutz die Baumhäuser ab und hinterließen platt gefahrene Böden und jede Menge Müll. Dazu kam es immer wieder zu Festnahmen von Aktivisten, die sich weigerten, den Wald zu verlassen.

Doppelt verlogen musste es der Öffentlichkeit erscheinen, dass parallel zu den Ereignissen im Wald die Kohlekommission tagte, ein Gremium, das in seiner bunten Zusammensetzung den gesellschaftlichen Gruppierungen Deutschlands nachempfunden war. Sie sollten ergründen, wie Deutschland einen Kohlestromausstieg mit einem breiten gesellschaftlichen Konsens schafft. Zunächst spielte der Hambacher Forst – den die Naturschützer selbst lieber Wald nennen – dabei keine Rolle; er wurde aber später in den Diskussionen berücksichtigt. Doch RWE wollte nicht noch ein paar Monate warten, nein, der Hambacher Wald sollte fallen. Und das, obwohl verschiedene Sachverständige attestierten, dass die derzeitige Abbaufläche noch für Jahre reichte, Baumfällungen mithin unnötig wären.

Ich hatte zwar schon unterstützende Facebook-Botschaften gepostet, aber nun war es Zeit für einen Besuch vor Ort. Anlass war ein Anruf von Greenpeace mit der Frage, ob wir nicht etwas gemeinsam organisieren könnten, um die Baumfällungen noch in letzter Sekunde zu stoppen. Wir verabredeten einen Auftritt bei einer der Waldbegehungen, die Michael Zobel mit seiner Frau schon seit Jahren organisierte. Michael ist Naturführer und hatte 2014 die Idee, auch einmal eine Gruppe in diesen bedrohten Wald zu führen, und fortan begleitete er einmal im Monat Interessierte in den Hambacher Wald. In der heißen Phase, in der ständig die Rodung der letzten zwei Quadratkilometer drohte, steigerte er den Takt auf einmal wöchentlich, immer sonntags.

Der 30. September 2018 war ein solcher Sonntag, und gemeinsam mit meiner Familie und den Mitarbeitern meiner Waldakademie machte ich mich auf in die staubige Bergbaulandschaft. Eine Stunde vor dem offiziellen Start warteten bereits Hunderte Menschen. Schubweise, so wie die S-Bahnen in den Nachbarorten eintrafen, steigerte sich die Zahl, bis es schließlich mehr als 10 000 waren. Mein Part waren Interviews mit den Medien sowie eine kleine Ansprache vom Lautsprecherwagen aus, ansonsten liefen wir einfach in der großen Menge mit, die friedlich Fahnen schwenkend zum Wald ging und hin und wieder ein »Hambi bleibt« skandierte. Begleitet wurden wir von zahlreichen Polizisten, die den Wald absicherten und den Zug auch aus der Luft per Hubschrauber überwachten. Sonst passierte nichts Spektakuläres.

Nein, das stimmt nicht ganz. Für mich persönlich war es ein überwältigendes Erlebnis. Nach Wochen rechtsradikaler Exzesse in Städten wie Chemnitz, bei denen gegen Ausländer gehetzt und Menschen gejagt wurden, war der Hambacher Wald wie eine andere Welt. Hier lebte die Protestkultur der frühen 1980er-Jahre wieder auf, die sich damals gegen Atomraketen und Kernkraft gerichtet hatte.

Ich wurde immer wieder von Reportern gefragt, ob denn der Wald wirklich eine Überlebenschance hätte. Immerhin stand er direkt an der Abbaukante und damit an einem riesigen Krater, unter dem das Grundwasser vollständig und pausenlos abgepumpt wurde. Dazu kam die geringe Restgröße des »Hambi« von nur zwei Quadratkilometern, zu wenig für die Bäume, um ein richtiges Waldklima mit hoher Luftfeuchtigkeit aufzubauen. Derart ramponiert schien seine Zukunft wirklich fraglich. Die Antwort war ganz einfach, weil der trocken-heiße Sommer 2018 wie ein extremer Stresstest für die Bäume war. Und während der Demo im Oktober zeigte sich, dass die alten Eichen und Buchen gesund und vital überlebt hatten, ganz im Gegensatz zu vielen anderen Forsten und

Stadtbäumen. Hambi war also definitiv in der Lage, auch künftig zu bestehen. Und damit fiel ein wichtiges Argument der Gegner eines Rodungsstopps weg: Ein Schutz lohne ohnehin nicht mehr.

Am Hambacher Wald zeigt sich aber noch ein ganz anderer Konflikt: der zwischen Wirtschaftswachstum und Klimaschutz. Diese kleine grüne Insel ist für mich der Prüfstein geworden, an dem sich die Glaubwürdigkeit der Politiker ablesen lässt, wirklich etwas zur Reduktion des CO_2-Ausstoßes zu unternehmen. Wald ist ein Staubsauger für das Klimagas, lagert es fortwährend in großen Mengen ein. Hambi etwa speichert insgesamt geschätzte 200 000 Tonnen, die bei der Rodung direkt und indirekt freigesetzt werden. Die darunter zutage geförderte Braunkohle hat natürlich das vielfache Potenzial, weshalb sie besser in der Erde bleibt.

Wenige Tage nach dem Besuch verfügte das Oberverwaltungsgericht Münster einen vorläufigen Rodungsstopp. Die Klage der Naturschutzorganisation BUND hatte Erfolg gehabt!

Bei einem zweiten Besuch im November 2018 geriet ich zufällig in einen weiteren Räumungsversuch, der diesmal nicht im Fokus der Öffentlichkeit stand. Ich war zusammen mit einem Team des Magazins *Stern* unterwegs, um zu schauen, wie es um den Wald steht. Sahen die Bäume immer noch vital aus? Und war es wirklich alter Wald? Zwischenzeitlich war ja auch einiges an Halbwahrheiten durch die Medien gegangen. So wurde aus Hambi beispielsweise der letzte Urwald Deutschlands mit bis zu 12 000 Jahre alten Bäumen.

Nein, Urwald gibt es in Deutschland nicht mehr, keinen einzigen Quadratmeter. Die wertvollsten noch verbliebenen Ökosysteme sind alte Laubwälder mit über 300 Jahre alten Bäumen – da kann Hambi mithalten. Doch nicht auf ganzer

Fläche, wie unsere Waldbegehung zeigte. Fichtenstreifen zeugten von der Anlage von Plantagen, Birken von zeitweiligen Kahlschlägen. Letztere können sich nämlich mit Buchen und Eichen nicht messen, gedeihen dafür aber prima auf Freiflächen. Dort können sie über einen Meter pro Jahr an Höhe gewinnen und so ein für Bäume kurzes Leben von rund 60 Jahren führen. Spätestens dann werden sie wieder von Buchen und Eichen eingeholt und überwachsen.

Noch stehen solche Birken im Hambacher Wald und zeigen menschliche Eingriffe der Vergangenheit an. Große Partien sind allerdings sehr ursprünglich – wieder. Und das hat mit dem Kauf des Waldes durch RWE zu tun. Der Konzern erwarb den Wald schon vor Jahrzehnten, um ihn zu beseitigen. Eine geregelte Forstwirtschaft macht bei einem solchen Todeskandidaten keinen Sinn mehr, weshalb er einfach in Ruhe gelassen wurde. Die alten Eichen wurden dicker, manche starben und fielen um. So wurde der Wald reicher an Totholz, einem besonderen Ökosystem für einige Tausend Insekten- und Pilzarten. Man könnte auch sagen: Hambi fiel in einen Dornröschenschlaf.

Die Wächter über diesen Schlaf seilten sich aus den Bäumen ab, als wir zwischen den mächtigen Stämmen hindurchgingen. Der Wortführer war vermummt und stellte sich mit »Gonzo« vor. Misstrauisch meldete sich auch noch eine Mitkämpferin aus der Baumkrone und wollte wissen, was wir dort machten. Als sie erfuhren, dass es um einen Pressebericht ging, wandelte sich die Stimmung, allerdings nur langsam. Als Gegenleistung für ein kurzes Statement verlangte die Frau, dass ich ein paar Bretter, die am Boden lagen, an ein Seil band. Die wollte sie hochziehen, um die neue Baumhaussiedlung weiterzubauen. Das machte ich natürlich gerne, und danach seilte sich Gonzo bis auf drei Meter über dem Boden ab. Ganz herunter mochte er nicht kommen, denn zwischenzeitlich hatte sich ein Trupp von Arbeitern in gelben Warnwesten auf den Weg zu uns gemacht, um – ja, um was? Die Aktivisten festnehmen durften sie ja nicht, und Baumaterial lag auch nicht mehr viel herum (die Bretter waren inzwischen auf dem Weg nach oben). Gonzo rief ihnen zu, dass die Presse am Baum sei und alles genau verfolge. Darauf zogen sich die Männer zurück, verfolgt von höhnischen Rufen der Baumbesetzer. Anschließend führten wir in Ruhe ein Interview, besuchten eine zweite Siedlung und schauten uns noch die Abbaukante am Rande des Waldes an. Hier lief Polizei mit Schäferhunden auf und ab, sodass ich mich unwillkürlich an die alte Grenze zur DDR erinnert fühlte.

Kaum verließen wir den Wald, um zurück zum Parkplatz zu gehen, da rauschten auch schon etliche Geländefahrzeuge an uns vorbei in Richtung Baumhaussiedlung. Die Polizei, die uns kurz zuvor kontrolliert und nach unserem Ziel gefragt hatte, hatte ihnen möglicherweise diese Information weitergegeben.

Für Gonzo und seine Mitstreiter hatte es also nur eine kurze dreistündige Atempause gegeben. Doch sie sollte bald länger werden: Am 1. Februar 2019 einigte sich die Kohlekommission darauf, den Ausstieg aus der Kohleverstromung einzuläuten und bis spätestens 2038 abzuschließen. Besondere Empfehlung: Der Hambacher Wald solle erhalten bleiben. Die Bundesregierung signalisierte, sich an den Beschluss halten zu wollen. Hambi bleibt!

Eine Sache des Herzens

Über Bäume und unser Verhältnis zu ihnen haben Sie nun einiges erfahren. Falls Sie Ihre Beziehung zu den »Pflanzenelefanten« intensivieren möchten, hilft vielleicht zuerst eine veränderte Sichtweise. Wenn Menschen einen Baum betrachten, dann bleiben sie normalerweise bei ihrer eigenen Körpervorstellung. Die Krone, weil oben, entspricht dem Kopf, dann folgt der Stamm als Körper, und unten die Wurzeln entsprechen als Halte- und Standorgan den Füßen. Das spiegelt sich sogar in der Fachsprache wider, in der von Stammfuß (unten) oder eben Krone (die sitzt ja auch bei Königen oben) gesprochen wird. Doch wenn sich in den Wurzeln gehirnähnliche Strukturen befinden, dort Erinnerungen gespeichert werden und fleißig mit den Nachbarn elektrisch kommuniziert wird, entsprechen sie am ehesten dem Kopf, vielleicht sogar dem Rumpf. Der Austrieb mit den Solarzellen, der Stamm also mit Zweigen und Blättern hingehen ist am ehesten – nun, nicht mit den Beinen vergleichbar. Dort wird ja Nahrung produziert und verarbeitet, dort wird gesehen und geatmet. Immerhin ist dieser obere Teil reproduzierbar, denn viele Baumarten treiben wieder aus, wenn der Stamm gefällt wird. Entfernt man hingegen nur die Wurzeln, so stirbt der oberirdische Teil ebenfalls ab, mal abgesehen davon, dass das rein technisch gar nicht möglich wäre, weil der Stamm dann keinen Halt mehr hätte.

Trotz allem ist es korrekter, sich den Baum als ein auf dem Kopf stehendes Wesen vorzustellen – denn das Pendant aller Pflanzen steckt mit den Wurzeln nun mal im Boden. Vor allem aber hilft diese Sichtweise, die riesigen Wesen besser zu verstehen und Empathie für sie zu entwickeln. Diese Empathie ist extrem wichtig, wenn wir die Natur schützen wollen.

Was Gesetze und Verordnungen bewirken, sehen wir vor unserer Haustür: Der CO_2-Gehalt der Luft steigt an, die Meere vermüllen, die Wälder schrumpfen. Eine schnelle Wende, wie wir sie jetzt brauchen, muss über einen anderen Weg eingeläutet werden. Denken Sie an die Wale oder Elefanten: Deren Schutz wurde ebenfalls über bloße Empathie bewirkt. Sind Bäume denn nicht so etwas wie Pflanzenwale oder Pflanzenelefanten?

Zu spät ist es für den Schutz der Natur jedenfalls noch lange nicht, dazu sind wir viel zu stark mit ihr verbunden. Mit den Protesten im Hambi und in Białowieża, mit den Fridays for Future und dem Volksbegehren gegen das Bienensterben hat die Bevölkerung quer durch alle Altersgruppen hoffnungsvolle Zeichen gesetzt, dass nun eine Kehrtwende eingeleitet wird. Eine Kehrtwende nicht des Verstandes, sondern der Herzen.

Dank

Wie finden Sie eigentlich all die Informationen, die Sie in Ihren Büchern aufbereiten? Diese Frage bekomme ich oft gestellt, und die Antwort ist ganz einfach: Ich bin neugierig. Ob Infoschnipsel aus Tageszeitungen, ob Gespräche mit Kollegen und Wissenschaftlern, ob Bücher oder Reisen, überall stoße ich auf faszinierende Phänomene. Ich trage sie zusammen und recherchiere dann weiter, suche die zugrunde liegenden Studien heraus, werte sie aus und verbinde alles miteinander zu einem Puzzlebild. Zusammen mit den eigenen Beobachtungen ergeben sich daraus neue Erkenntnisse, die oftmals so aufregend sind, dass ich schon mehr als einmal vom Schreibtisch aufgesprungen bin und durchs Haus gerufen habe: »Das muss ich euch unbedingt erzählen, Wahnsinn, was Bäume alles können!« Erweitern Sie das Thema Bäume um die Bereiche Mensch und Natur, dann können Sie sich vorstellen, wie oft ich meiner Frau und meinen Kindern dringend etwas erzählen musste.

Für euer offenes Ohr danke ich euch, Miriam, Carina und Tobias, von ganzem Herzen! Ihr habt mir auch Sicherheit gegeben, als der Schreibprozess schon sehr weit fortgeschritten war, das Manuskript sich aber wie immer noch völlig chaotisch präsentierte.

Dieses Chaos lag nicht an der mangelnden Planung, nein, die gab es schon. Doch beim Recherchieren öffnete sich oft nicht nur eine neue Tür, sondern gleich mehrere. Dahinter verbargen sich weitere spannende Informationen, die zusätzliche Kapitel erforderlich machten, andere dagegen überflüssig. So änderte sich das Manuskript, wuchs hier und da, schrumpfte dort ein wenig, machte Umstellungen erforderlich.

Im Februar endlich lichtete sich der Nebel, konnte ich die letzten Falten glatt ziehen und den Text dann noch einmal meiner Frau vorlegen.

Anders als bei verwandten – und somit durch Zuneigung manchmal ein wenig unkritischen – Testlesern oft üblich, ist meine Frau Miriam in diesem Punkt sehr zuverlässig. Sie liest sogar schlechte Tage aus dem Text heraus, hält mir die entsprechenden Seiten vor und merkt an, wo meine Erzählstimme schwächelt. Umgekehrt weiß ich ihr Lob zu schätzen, wenn sie begeistert ist. Dann kann ich sicher sein, dass ich auf dem richtigen Weg bin.

Heike Plauert vom Ludwig Verlag half anschließend mit ihrem Team, wenn es galt, die richtige Mischung zwischen Staunen und Informationen zu finden.

Im März war das Manuskript meinerseits fertig, doch noch lange nicht druckreif. Nun nahm sich Angelika Lieke meiner Worte an. Es ist unglaublich, wie schnell und zielsicher sie Wortdopplungen und Erklärungslücken herausfischte.

Parallel zu diesen Vorgängen wurde der Vertrieb vorbereitet – schließlich musste das Buch ja am Erscheinungstag im Buchhandel präsent sein. Die Druckerei arbeitete auf Hochtouren, Beatrice Braken-Gülke bereitete TV-Auftritte und Interviews vor, und so erblickte dieses Buch nun das Licht der Welt. Der Gesamtprozess hat zwei Jahre in Anspruch genommen, und jetzt bin ich auf Ihr Urteil gespannt!

Und was wurde aus den bisherigen Büchern? Mit ihren Erlösen wurde unter anderem meine Waldakademie finanziert. Sie steht in Wershofen in der waldbedeckten Eifel und vermittelt in Seminaren und Kursen Wissen rund um das Thema Natur. Daneben setzt sich das Team für Forschung und die Förderung von Umweltinitiativen ein. Der Kreis vom Wald über die Bücher zurück zum Wald hat sich geschlossen. Das macht mich glücklich.

Ganz besonders möchte ich zum Schluss der mutigen Garde von Forscherinnen und Forschern danken, die auch gegen den Mainstream ihre Neugier bewahren und Fragen auf den Grund gehen, deren Antworten nicht ins klassische Weltbild passen. Ohne diese Menschen wäre mein Puzzlebild unvollständig, wäre die Entschlüsselung des geheimnisvollen Bands zwischen Natur und Mensch nicht möglich gewesen.

Anmerkungen

1 Davidoff, Jules et al.: Colour categories and category acquisition in Himba and English, in: Progress in Colour Studies, Volume II, John Benjamins Publishing Company, Amsterdam, 2006, Seite 159 ff.

2 Valenta, K. et al.: The evolution of fruit colour: phylogeny, abiotic factors and the role of mutualists, in: Scientific reports 8, article number: 1430 (2018), https://www.nature.com/articles/s41598-018-32604-x

3 https://www.sciencealert.com/humans-didn-t-see-the-colour-blue-until-modern-times-evidence-science

4 https://www.thelancet.com/journals/lancet/article/PIIS0140-6736(12)60272-4/fulltext

5 https://www.thelancet.com/journals/lancet/article/PIIS0140-6736(12)60272-4/fulltext

6 Fademrecht, L. et. al.: Action recognition is viewpoint-dependent in the visual periphery, in: Elsevier, http://dx.doi.org/10.1016/j.visres.2017.01.011

7 Zum Beispiel hier: https://leswauz.com/2018/06/13/das-faszinierende-hundegehoer-wie-gut-hoert-ein-hund-wirklich/

8 https://www.augsburger-allgemeine.de/wissenschaft/Das-mit-dem-Ohren-wackeln-id5997781.html

9 Gruters, K. et al.: The eardrums move when the eyes move: A multisensory effect on the mechanics of hearing, in: Proceedings of the National Academy of Sciences Feb 2018, 115 (6) E1309-E1318; DOI: 10.1073/pnas.1717948115

10 Stricker, Martina: Mantrailing. Franckh Kosmos Verlag, 2017, S. 32

11 Froböse, Rolf: Wenn Frösche vom Himmel fallen. Wiley-VCH Verlag, Weinheim, 2009

12 Laska, Matthias: Human and Animal Olfactory Capabilities Compared, 201, DOI 10.1007/978-3-319-26932-0_32.

13 https://www.augsburger-allgemeine.de/themenwelten/leben-freizeit/Partnersuche-Wie-die-Nase-die-Liebe-bestimmt-id6119146.html

14 https://www.br.de/radio/bayern2/sendungen/iq-wissenschaft-und-forschung/mensch/riechstoerungen-diagnose-therapie100.html

15 Steiner-Welz, S.: Die wichtigsten Körperfunktionen der Menschen. Vermittler Verlag, Mannheim, 2005, S. 249

16 https://www.tagesspiegel.de/wissen/biologie-auf-den-geschmack-gekommen/1503218.html

17 Gerspach, A. C. et al.: The role of the gut sweet taste receptor in egulating GLP-1, PYY, and CCK release in humans, in: American Journal of Physiology, 01.08.2011, doi.org/10.1152/ajpendo.00077.2011

18 Gut für Gaumen und Verdauung: Forscher entschlüsseln Geheimnis der Gewürze, Pressemitteilung der Ludwig-Maximilians-Universität München vom 08.06.2007

19 Grunwald, M. et al.: Human haptic perception is interrupted by explorative stops of milliseconds, in: Frontiers in Psychology, 09.04.2014, https://doi.org/10.3389/fpsyg.2014.00292

20 https://www.spektrum.de/news/ohne-tastsinn-gibt-es-kein-leben/1302125

21 https://www.spektrum.de/news/ohne-tastsinn-gibt-es-kein-leben/1302125

22 Grunwald, M. et. al.: EEG changes caused by spontaneous facial self-touch may represent emotion regulating processes and working memory maintenance, in: Elsevier Nr. 1557, S. 111–126, 04.04.2014

23 https://rp-online.de/panorama/wissen/der-sechste-sinn-der-tiere_iid-9317101#4

24 Everding, G.: Brain region learns to anticipate risk, provides early warnings, suggests new study in Science, Pressemitteilung der Washington University in St. Louis vom 17.02.2005

25 Vance, Erik: Der Weiße Hai: Gefahr oder gefährdet?, in: National Geographic, Heft 7, 2016, S. 96 bis 119

26 https://www.nabu.de/tiere-und-pflanzen/voegel/vogelkunde/gut-zu-wissen/12017.html

27 K. Yokawa, T. Kagenishi, A. Pavlovič, S. Gall, M. Weiland, S. Mancuso, F. Baluška: Anaesthetics stop diverse plant organ movements, affect endocytic vesicle recycling and ROS homeostasis, and block action potentials in Venus flytraps, in: Annals of Botany, mcx155, https://doi.org/10.1093/aob/mcx155

28 https://www.wissenschaft.de/umwelt-natur/warum-gibt-es-keine-rieseninsekten/

29 Richter, D. et al.: The age of the hominin fossils from Jebel Irhoud, Morocco, and the origins of the Middle Stone Age, in: Nature Nr. 546, S. 293–296, 08.06.2017

30 http://sicb.org/meetings/2016/schedule/abstractdetails.php?id=349

31 Peter B. Beaumont: The Edge: More on Fire-Making by about 1.7 Million Years Ago at Wonderwerk Cave in South Africa, in: Current Anthropology 52, Nr. 4 (August 2011), S. 585–595

32 Hubbard, Troy D. et al.: Molecular Biology and Evolution, Volume 33, Issue 10, October 1, 2016, Pages 2648–2658

33 Morley, Erica und Robert, Daniel: Electric Fields Elicit Ballooning in Spiders, in: Current Biology 28, 2324–2330, 23. Juli 2018

34 https://www.wissenschaft.de/umwelt-natur/spannung-liegt-in-der-luft/

35 Clarke, Dominic et al.: Detection and Learning of Floral Electric Fields by Bumblebees, in: Science Nr. 340, Seite 66 – 69, 5. April 2013, DOI: 10.1126/science.1230883

36 Greggers, U. et al.: Reception and learning of electric fields in bees, in: Proc Biol Sci. 2013 Mar 27;280(1759):20130528. doi: 10.1098/rspb.2013.0528

37 Nakajima, Kenichi et al.: KCNJ15/Kir4.2 couples with polyamines to sense weak extracellular electric fields in galvanotaxis, in: Nature Communications, Volume 6, Article number: 8532 (2015), https://doi.org/10.1038/ncomms9532

38 http://www.bfs.de/DE/themen/emf/mobilfunk/schutz/vorsorge/empfehlungen-handy.html

39 Schopfer, P. und Brennicke, A.: Pflanzenphysiologie. 7. Auflage, Springer-Verlag, Berlin, Heidelberg, 2016, S. 585

40 Chehab, E.W. et al.: Arabidopsis Touch-Induced Morphogenesis Is Jasmonate Mediated and Protects against Pests, in: Current Biology, Volume 22, Issue 8, April 24, 2012, Seiten 701–706

41 Aigner, F.: How do trees go to sleep?, Pressemitteilung der technischen Universität Wien vom 17.05.2016

42 Coghlan, A.: Trees may have a ›heartbeat‹ that is so slow we never noticed it, in: New Scientist, 20. April 2018, https://www.newscientist.com/article/2167003-trees-may-have-a-heartbeat-that-is-so-slow-we-never-noticed-it/

43 Rodrigo-Moreno, A. et al.: Root phonotropism: Early signalling events following sound perception in Arabidopsis roots. Plant Science. 264. 10.1016/j.plantsci.2017.08.001., 2017

44 Gagliano, M. et al.: Tuned in: plant roots use sound to locate water, in: Oecologia. 2017 May;184(1):151–160. doi: 10.1007/s00442-017-3862-z. Epub 2017 Apr 5.

45 https://www.planet-wissen.de/natur/pflanzen/sinne_der_pflanzen/pwiewissensfrage528.html

46 Meissen, R.: Hearing danger: predator vibrations trigger plant chemical defenses, in: decoding science, a science blog from the Bond Life Sciences Center at the University of Missouri, 01.07.2014, https://decodingscience.missouri.edu/2014/07/01/hearing-danger-appel-cocroft/

47 Hendrix, P. et al.: Pandora's Box Contained Bait: The Global Problem of Introduced Earthworms, in: Annual Review of Ecology, Evolution, and Systematics 39, 2008, S. 593–613

48 Naudts, Kim et al: Europe's forest management did not mitigate climate warming, in: Science, 5 February 2016, vol. 351, Issue 6273, S. 597

49 https://neobiota.bfn.de/grundlagen/anzahl-gebietsfremder-arten. html

50 https://www.wolf-sachsen.de/de/wolfsmanagement-in-sn/monitoring-und-forschung/streckenentwicklung

51 http://www.deutsches-jagd-lexikon.de/index.php?title=Jagdstatistik_Deutschland#Rehwild

52 https://www.jagdverband.de/jagdstatistik

53 Dohle, U.: Besser: Wie mästet Deutschland?, in: Ökojagd, Februar 2009, S. 14-15

54 https://www.jagdverband.de/jagdstatistik

55 http://www.ilmaggiodiaccettura.it

56 Schneider, A.: Zypern, DuMont-Reiseführer, 2016, S. 155

57 https://www.explore-inverness.com/what-to-do/outdoors/munlochy-clootie-well/

58 https://www.optik-akademie.com/deu/info-portal/augenoptik/das-auge/die-hornhaut.html

59 http://www.baer-linguistik.de/beitraege/jdw/treue.htm

60 Monbiot, George: Forget »the environment«: we need new words to convey life's wonders, in: The Guardian, 09.08.2017, https://www.theguardian.com/commentisfree/2017/aug/09/forget-the-environment-new-words-lifes-wonders-language

61 Neubauer, Katrin: Warum Waldspaziergänge so gesund sind, in: Spiegel Online, 10.02.2014,http://www.spiegel.de/gesundheit/psychologie/waldspaziergaenge-warum-sie-fuer-koerper-und-geist-gesund-sind-a-952492.html

62 v. Haller, A.: Lebenswichtig aber unerkannt. Verlag Boden und Gesundheit, Langenburg 1980.

63 Richter, Christoph: Phytonzidforschung – ein Beitrag zur Ressourcenfrage, in: Hercynia N. F., Leipzig 24 (1987) 1, S. 95-106

64 J. Fröhlich et al.: High diversity of fungi in air particulate matter, PNAS, 13. Juli 2009, DOI: 10.1073/pnas.0811003106

65 Li Q et al.: Visiting a forest, but not a city, increases human natural killer activity and expression of anti-cancer proteins, in: International Journal of Immunopathology and Pharmacology, doi.org/10.1177/039463200802100113

66 Lee, Jee-Yon und Lee, Duk-Chul: Cardiac and pulmonary benefits of

forest walking versus city walking in elderly women: A randomised, controlled, open-label trial, in: European Journal of Integrative Medicine 6 (2014), S. 5–11

67 Kardan, O. et al.: Neighborhood greenspace and health in a large urban center, Scientific Reports, volume 5, Article number: 11610 (2015), https://doi.org/10.1038/srep11610

68 Dr. Qing Li: Shinrin-Yoku. Penguin Random House UK, 2018

69 https://ihrs.ibe.med.uni-muenchen.de/klimatologie/waldtherapie/index.html

70 Huffman, M.: Animal self-medication and ethno-medicine: exploration and exploitation of the medical properties of plants, in: Proceedings of the Nutrition Society, Nr. 62/2003, S. 317-376

71 http://www.spiegel.de/wirtschaft/service/giftpflanze-im-rucola-gestruepp-des-grauens-a-643634.html

72 López-Rull, I. et al.: Incorporation of cigarette butts into nests reduces nest ectoparasite load in urban birds: new ingredients for an old recipe?, in: The Royal Society Publishing, 23.02.2013, https://doi.org/10.1098/rsbl.2012.0931

73 https://baumzeitung.de/fileadmin/user_upload/Rinn_Restwand.pdf

74 https://www.tagesanzeiger.ch/leben/gesellschaft/ist-der-baumder-bessere-mensch/story/29727825

75 Umweltbundesamt: Umweltbewusstsein in Deutschland 2016, Ergebnisse einer repräsentativen Bevölkerungsumfrage, April 2016

76 https://www.umweltbundesamt.de/themen/verkehr-laerm/laermwirkung/stressreaktionen-herz-kreislauf-erkrankungen#textpart-4

77 Landrigan, Philip J. et al.: The *Lancet* Commission on pollution and health, The Lancet, Vol. 391, No. 10119, October 19, 2017

78 https://www.umweltbundesamt.de/themen/wirtschaft-konsum/industriebranchen/feuerungsanlagen/kleine-mittlere-feuerungsanlagen#textpart-1

79 Der sächsische Wald im Dienst der Allgemeinheit, Staatsbetrieb Sachsenforst, Pirna, Oktober 2003, S. 33

80 Wilkinson, T.: Aufstieg und Fall des Alten Ägypten. Pantheon, Juli 2018, S. 96

81 https://www.bussgeldkatalog.org/umwelt-baum-faellen/

82 Naudts, Kim et al: Europe's forest management did not mitigate climate warming, in: Science, 5. February 2016, Vol. 351 Issue 6273, S. 597

83 https://de.statista.com/statistik/daten/studie/179260/umfrage/die-zehn-groessten-c02-emittenten-weltweit/

84 Markus Rex vom Alfred-Wegener-Institut über die Eisschmelze
    in der Arktis. radioWelt, 26.10.2018 um 06:05 Uhr, Bayern 2
85 Klimawandel in der Arktis, Ingmar Nitze im Gespräch mit Arndt
    Reuning, Sendung des Deutschlandfunks vom 18.07.2018
86 https://plattform-wald-klima.de/2019/02/20/fake-news-oder-
    klimaloesung-drax-will-englische-biertrinker-zu-klimaschuetzern-
    machen/